TABLEAU

DE

L'AMOUR CONJUGAL.

I.

TABLEAU

DE

L'AMOUR CONJUGAL.

PREMIERE PARTIE

CHAPITRE PREMIER.

*Des Parties de l'homme et de la femme
qui servent à la génération.*

Qui auroit cru que Dieu auroit fait, en créant le monde, comme font aujourd'hui nos plus fameux ouvriers, qui n'affectent jamais d'abord de faire voir ce que leur art a de plus excellent ; mais qui attendent toujours sur la fin à donner des marques de de leurs chefs-d'œuvre? C'est pourtant ainsi que Dieu voulut commencer son ouvrage par les créatures les moins parfaites, et

I.

qu'il ne se reposa qu'après avoir montré les plus beaux traits de sa puissance, en formant l'homme à sa ressemblance et à son image.

La matière qu'il prit pour nous former fut une terre qu'on peut appeler vierge, puisqu'elle n'avoit encore servi à aucune production. Ce fut ce limon que Dieu lui-même prit la peine de pétrir pour faire toutes les parties qui nous composent. La femme, qui devoit avoir des qualités toutes différentes des nôtres, ne fut pas formée de cette même matière, et il étoit bien juste qu'elle fût faite d'une matière plus noble et plus relevée, puisqu'elle devoit contribuer beaucoup plus que l'homme au grand ouvrage de la génération.

En effet, il semble qu'en général, tant dans l'homme que dans la femme, Dieu ait formé avec une étude particulière, s'il est permis de parler ainsi, les parties qui doivent servir à la propagation de l'espèce. A voir leur assemblage, leur proportion, leur figure et leur action, à considérer les esprits qui y sont portés, le chatouillement et les plaisirs que l'on y ressent, l'âme même qui y réside, puisque c'est par-là qu'elle sort pour se communiquer, il n'y a point d'homme qui ne les admire, et qui n'y doive faire de particulières réflexions.

ARTICLE PREMIER.

Des Parties naturelles et externes de l'homme.

Nous appelons le membre viril (a) la principale des parties naturelles de l'homme, que les anciens ont mise au nombre des dieux, sous le nom de Fascinus, pour nous apprendre l'empire qu'elle s'étoit acquis dans le monde; car il n'y a ni charmes ni enchantemens qui la puissent égaler. Si, par hasard, une femme l'aperçoit par le défaut de quelques replis, son cœur se sent au même instant échauffé par une passion, de laquelle elle ne peut se défendre qu'avec peine.

En effet, dans ces derniers siècles, aussi bien que dans les premiers, on a eu beaucoup de vénération pour cette partie-là, parce qu'elle est le père du genre-humain, et l'origine des parties qui nous composent. Villandré, ainsi que le remarque l'histoire de France, commit un crime de lèze-majesté, pour avoir touché de la main les parties naturelles de Charles IX. La loi de l'Ancien Testament commande de couper la main à une femme qui auroit manié ces mêmes parties, ou par mépris, ou par injure; et cette même loi, aussi bien que la nouvelle, ne permet pas qu'un homme qui a quelque défaut dans les parties de la génération, soit admis dans l'église de Dieu, et les Cafres se trouvent glorieux quand ils ont coupé en guerre, à leurs ennemis, plusieurs membres virils, dont ils font présent à leurs femmes ou à leurs amies, qui, par honneur, s'en font des colliers qu'elles se mettent au cou. Le membre viril a un notable commerce avec toutes les parties du corps; si on le touche quelquefois un peu rudement, le cœur s'en ressent aussitôt par des foiblesses surprenantes, la tête en pâtit par des pesanteurs insupportables, et les yeux en souffrent par des vertiges et des éblouissemens funestes.

A considérer en gros cette partie, on diroit qu'elle est tout d'une pièce; mais si on l'examine par parties, on connoîtra aisément qu'elle est couverte d'une petite peau fort déliée, et d'une autre plus épaisse, qui est garnie de veines et d'artères attachées fortement au gland par un lien robuste et membraneux (b); qu'elle a une membrane toute de chair, qui l'enveloppe, et presse comme un étui toutes les parties qui la composent. Sa substance n'est ni solide ni osseuse; si elle avoit été comme celle des chiens ou des loups, il y auroit eu beaucoup de désordre dans les différentes rencontres des hommes avec les femmes; et il n'eût pas fallu tant de témoins pour justifier un larcin amoureux qu'il en faut aujourd'hui, si, en se caressant, on eût été arrêté par cette partie-là.

Le conduit commun de l'urine et de la semence (c) est placé au milieu de cette partie. Le gland couvert de son prépuce, qui est à l'une de ses extrémités, a la chair si délicate (d) et si sensible, que c'est là que la nature a établi le trône de la volupté dans les embrassemens des femmes.

Deux tuyaux que l'on nomme nerveux (e) ou caverneux, accompagnent le conduit commun de l'urine et de la semence; ils sont remplis d'une matière déliée et spongieuse qui ressemble à du sang caillé et noirci. C'est dans leurs petites cavités que les artères et les nerfs portent des esprits, qui, s'y multipliant, font ensuite enfler ces deux parties qui roidissent et qui endurcissent tout le corps de la verge, souvent contre notre volonté. C'est sans doute pour cela qu'Aristote a dit que le cœur et la verge étoient dans l'homme deux sortes d'animaux qui se remuoient d'eux-mêmes. Tout ceci ne se fait pas sans mystère. La nature a ses desseins dans tout ce qu'elle entreprend ; et cette dureté que nous souffrons souvent malgré nous, n'arrive pas seulement pour se lier étroitement avec une femme, mais pour darder avec violence dans ses parties les plus profondes, la matière dont on fait les hommes.

La verge ne sauroit s'élever sans muscles (*f*) ni se maintenir roide sans un continuel abord d'esprits. Il seroit même impossible que la semence fût dardée comme elle l'est (*g*), si d'autres petits muscles (*h*) ne pressoient son conduit pour l'en faire sortir avec précipitation.

ARTICLE II.

Des Parties naturelles et internes de l'homme.

LES testicules sont renfermés dans une bourse (*i*) comme quelque chose de fort précieux ; aussi est-ce de là que la nature puise incessamment la matière dont elle fait tous les jours des miracles dans la production des hommes. Ces parties sont les témoins de la virilité et de la force, et il n'étoit pas permis autrefois, dans le barreau de Rome, de porter témoignage contre quelqu'un, si l'on en étoit privé.

Chaque homme a ordinairement deux testicules : si l'un est incommodé, flétri ou blessé, l'autre peut servir à la génération ; et il s'en trouve qui n'en ont naturellement qu'un, comme autrefois les Sythes et les Goths : mais la nature renferme dans cette seule partie toute la vertu qui devoit être dans les deux.

Ceux qui en ont trois ou quatre sont bien plus communs que ceux qui n'en ont qu'un ; et nos histoires de médecine remarquent

qu'il n'y a guère de royaumes qui ne four-
nissent des familles où il y ait des hommes
à trois testicules ; mais ceux-ci n'ont point
l'avantage des premiers , puisqu'au lieu
d'être fertiles par la multitude de leurs
parties , ils en deviennent impuissans , la
vertu prolifique étant divisée en trop de
parties pour avoir de la force. Agathoclès,
roi de Sicile , et M. Pint... , de cette ville,
connurent bien que le plus grand nombre
des testicules n'étoit pas le meilleur pour
la génération , bien qu'il le fût pour l'ardeur
et pour le plaisir , et qu'il valoit beaucoup
mieux n'en avoir qu'un ou deux, que d'en
avoir davantage.

Si l'homme , dit un philosophe ancien ,
avoit les testicules cachés dans le ventre,
il n'y auroit point entre les animaux d'animal plus lascif que lui. Afin donc d'éviter
les désordres de sa lasciveté, la nature,
ajoute-t-il , a placé au-dehors les parties de
la génération , pour recevoir incessamment
les impressions des injures de l'air. Cependant , pourrois-je répliquer , cela n'empêche pas que l'homme ne soit le plus lascif
de tous les animaux , puisqu'en tout temps
et à toute heure il est disposé aux délices

l'amour, et que la plupart des animaux
ᵣᵤdent la belle saison pour s'accoupler.
Mais la nature a eu toute autre raison de
ttre ces parties au-dehors : la semence
est beaucoup mieux préparée, lorsqu'elle
lus d'étendue et de temps à se perfec-
ᵣᵤer. Et c'est sans doute par cette raison
la semence des femmes n'est pas si rec-
ée que la nôtre, parce que les vaisseaux
en préparent la matière sont incompa-
ᵣᵤement plus courts et moins entrelacés
ᵣ ceux des hommes.

Presque tous les enfans ont les testicules
hés dans le ventre ou dans les aînes, et
en trouve peu à qui les testicules parois-
ᵣᵤt avant l'âge de huit ou dix ans : c'est
ᵣᵤs que la chaleur, commençant à être
oureuse, dispose toutes les parties de la
ᵣᵤération pour l'admirable ouvrage de la
ᵣᵤture, et qu'elle pousse au-dehors les par-
qui étoient demeurées cachées jusqu'en
ᵣᵤmps-là. De tous ces enfans, il y en a
ᵣᵤlques-uns à qui les testicules ne descen-
t que fort tard, ou quelquefois jamais,
ᵣᵤlors on prendroit ces hommes pour des
ᵣᵤuques, s'ils n'avoient d'autres marques
ᵣᵤ nous persuader qu'ils sont des hommes

I. B

parfaits. Jamais la femme du seigneur d'Argenton n'auroit douté de la puissance de son mari, si elle lui avoit trouvé des testicules dans les bourses, et l'on n'auroit su justifier sa fécondité par toutes les autres marques qu'il en avoit, si, après sa mort, Ambroise Paré n'eût trouvé ses testicules dans le ventre; et jamais le lapidaire, dont parle Kerckingius, n'eût si fortement chanté, s'il n'eût eu ses testicules cachés dans le ventre, qui lui sortirent à dix ans, après une fièvre chaude.

Quoiqu'en veuille dire Hippocrate, il n'y a pas d'apparence de croire ce qu'il nous veut persuader, que le testicule droit soit plus chaud que le gauche, et que ce soit lui qui engendre les mâles, au lieu que le gauche ne produit que les femelles. L'expérience et la raison m'obligent de m'éloigner du sentiment de ce médecin; car nous savons que la semence de l'un et l'autre testicule se mêlant ensemble lorsqu'elle sort, on ne sauroit attribuer l'effet que nous en voyons plutôt à l'un qu'à l'autre, et que la génération des mâles ne doit pas plutôt s'imputer à l'une de ces deux petites parties, qu'à la complexion de tout le corps de l'homme ou de la femme, ainsi que nous l'examinerons ailleurs.

Au reste, dans la dissection que j'ai faite plusieurs fois des testicules des hommes, j'ai souvent remarqué que le gauche avoit des veines et des artères plus grosses que l'autre, et que par conséquent il étoit plus échauffé par le sang et plus vivifié par les esprits, et que d'ailleurs il étoit ordinairement plus gros, plus ferme et plus plein de semence que l'autre ; d'où l'on pourroit conclure, contre le sentiment d'Hippocrate, qu'il contribueroit plutôt que le droit à la génération des mâles.

Mais, à dire le vrai, pour le répéter encore, ni l'un ni l'autre ne produit pas plutôt un mâle qu'une femelle ; témoin l'histoire que nous fait Gassendi, d'un homme qui, s'étant fait couper un testicule, ne laissa pas pourtant de faire des enfans de l'un et de l'autre sexe.

Les testicules sont ordinairement couverts de plusieurs membranes très-dures (a) à la pointe de la lancette, de peur que les esprits qui sont destinés pour la vie des hommes à venir ne se dissipent par les pores. Leur substance est un entrelacis de vaisseaux (*b*) spermatiques, qu'on pourroit dire être la fin des préparans et le commencement des éjaculatoires. Elle est faite d'un nombre infini de petits filets, qui sont comme les réservoirs d'une matière séminale, qui vient d'un sang artériel, filtré par mille petits conduits, et d'un suc nerveux qui s'y est aussi glissé par mille petits détours. Une matière glanduleuse occupe l'entre-deux de ces deux vaisseaux, leur communique la vertu d'engendrer de la semence. Les artères (*f*) et les nerfs (*c*) portent incessamment aux testicules ce qu'il y a de plus épuré dans le corps de l'homme. Des muscles pressent et préservent ces deux petites parties et les suspendent, de peur que les vaisseaux qui préparent et contiennent la semence ne se rompent par la pesanteur des testicules et par les agitations violentes de l'amour.

Il leur arriveroit sans doute, dans les mouvemens de cette passion, des accidens funestes, si ces mêmes muscles, en les tirant en haut, ne les en garantissoient; souvent la semence manqueroit d'esprits dans cette occasion, s'ils ne les approchoient de la racine de la verge.

Quelques philosophes, et après eux quelques médecins, ne demeurent pas d'accord que la semence se forme dans les testicules, parce qu'il n'y a point, disent-ils, de cavités sensibles, ni de passage pour y porter la matière ; que ces matières étant froides, il ne peut s'y faire aucune coction d'une matière spiritueuse ; qu'on a beau faire la dissection des testicules, on n'y trouve jamais de sémence ; qu'il y a des animaux qui n'ont pas de testicules, et qui cependant ne laissent pas d'engendrer ; enfin, que nous avons des histoires qui nous assurent que des hommes qui en avoient été privés, ont fait néanmoins des enfans.

Toutes ces raisons paroissent bien fortes à ceux qui n'examinent les choses que par les livres des auteurs ; mais si nous recherchons diligemment la vérité de tout cela par la dissection des parties et par d'autres meilleures raisons, nous serons bientôt d'un autre sentiment.

On sait que les artères spermatiques (*d*) vont tout droit aux testicules, et qu'en se partageant en deux rameaux, elles portent à l'épididyme (*e*) et au corps des testicules la matière de la semence. On sait encore que les

I.

nerfs qui viennent de la sixième partie (*f*),
et ceux qui sortent du cordon des nerfs qui
viennent du bas de l'épine du dos, communiquent aux testicules une matière spiritueuse propre à la génération; d'ailleurs,
que les testicules n'étant qu'un entrelacis
de vaisseaux, ils ont, à cause de cela, des
cavités, bien qu'elles ne soient pas sensibles; que la semence n'étant qu'un excré-
ment, la nature ne la souffre pas long-temps
dans les testicules, à moins qu'ils ne soient
malades : ce que l'histoire de Dodone nous
confirme, qui ayant trouvé dans le corps
d'un Espagnol un testicule d'une grosseur
prodigieuse, l'ayant ensuite coupé, en fit
rejaillir la semence aux yeux de ceux qui
étoient présens; que les poissons ont des
parties qui ont du rapport aux testicules
des autres animaux, et qu'enfin les histoires
que l'on trouve par écrit des hommes et
des animaux qui ont engendré sans testicules, sont ou fabuleuses, ou que du moins
elles doivent être entendues ainsi que nous
l'expliquerons au chapitre des eunuques.

Mais la principale raison que l'on ob-
jecte est prise du tempérament des testicules. Cependant, on sait que le cerveau

est d'un tempérament froid et d'une substance assez solide pour être, de sa nature, une glande ; que l'on ne voit aucunes cavités dans le lieu où les nerfs prennent leur origine , et que jamais , dans les dissections que l'on en a faites, l'on n'a remarqué ce que devenoit le sang qui se filtroit au travers de sa substance , et quelle étoit la matière prochaine des esprits qui nous font mouvoir et sentir ; et si j'ai souvent observé , en pressant la substance du cerveau d'un homme mort , un peu de sérosité rougeâtre dans les endroits les plus solides , ce n'étoit néanmoins que du sang qui commençoit à se changer en suc nerveux. Ainsi, bien que le cerveau soit d'un tempérament froid, comme je viens de le dire , et qu'il n'ait été fait que pour tempérer l'ardeur du cœur , selon la pensée d'Aristote , il ne laisse pourtant pas d'engendrer des esprits beaucoup plus subtils et plus épurés que ceux du cœur ; car le sang des artères, tout couvert et tout plein d'esprit , montant en haut avec précipitation par le mouvement que lui donne le cœur , entre dans la substance du cerveau, pour en recevoir les impressions spiritueuses.

Les chimistes en font à-peu-près de même
lorsqu'ils veulent faire de l'eau-de-vie, car
les esprits du vin qu'ils mettent dans l'alam-
bic s'élevant peu à peu au chapiteau, et se
distribuant ensuite par un long conduit
dans un vaisseau qui les reçoit, auroient
des qualités âpres et peu agréables au goût,
s'ils n'étoient adoucis dans la serpentine
par la froideur d'un tonneau d'eau, comme
si le froid condensant et rassemblant les esprits de vin, les rendoit ensuite plus recti-
fiés et plus doux.

Il en arrive autant dans le cerveau, car
le sang qui sort tout bouillant du cœur, et
qui rejaillit en haut, entre dans la substance du cerveau, qui par sa froideur en
condense les esprits, et qui le rend la liqueur la plus subtile et la plus épurée de
toutes celles que nous ayons dans le corps.

Cela étant ainsi établi, il me semble qu'il
n'est pas maintenant difficile de rendre raison pourquoi les testicules sont les ouvriers
de la semence de l'homme ; car personne
n'ignore qu'ils ne soient des parties froides,
puisqu'ils sont des entrelacis de vaisseaux
pressés par de petites glandes : et si l'on est
persuadé que le sang se subtilise en passant

par le cerveau, et devient esprit animal,
on doit aussi croire que ce même sang se
rectifie en pénétrant les testicules, et qu'il
devient esprit séminal, pour parler de la
sorte.

Deux sortes de vaisseaux sont attachés
aux deux extrémités du testicule ; les uns
qui sont un entrelacis d'artères (*a*), de veines (*g*), de nerfs (*ff*) et de vaisseaux lym-
phatiques (*h*), portent la matière pour faire
la semence, et les autres en rapportent la semence toute faite (*i*), et s'en déchargent
dans le corps variqueux ou pyramidal qu'on
nomme prostate ; et puis, suivant le sentiment de tous les anatomistes, ils s'en déchargent dans de petits réservoirs qui sont
à la racine de la verge (*k*).

On pourroit comparer ces réservoirs aux
petites cavités d'une grenade dont on a ôté
les grains. C'est là que la semence se forme
et se conserve pour plusieurs embrassemens
et pour différentes générations. J'ai eu souvent la curiosité de presser avec les deux
doigts ces petites vessies glanduleuses et des
glandes (*l*) que l'on nomme prostates, qui
se trouvent auprès, pour en faire sortir la
semence ; et en même temps j'apercevois,

malgré la froideur du cadavre , une liqueur
blanche et épaisse sortir des prostates , et
une claire et pâle suinter des vésicules , et
ensuite se filtrer l'une et l'autre au travers
d'une membrane près d'une petite verrue
que les anatomistes ont nommée *veru mon-*
tanum , et puis s'épancher dans le conduit
de la semence et de l'urine.

C'est plutôt la callosité et la dureté de
ces cellules , et de cette chair glanduleuse ,
que l'on appelle prostates , qui rend les
Scythes stériles , qu'une légère perte de
sang qui coule d'une veine coupée à la tem-
pe ; car comme les Tartares sont incessamment à cheval , ils pressent tellement ces
petits réservoirs par la pesanteur et par
l'agitation continuelle de leur corps , qu'ils
les endurcissent et les rendent ensuite incapables de recevoir la semence qui vient des
testicules.

ARTICLE III.

Des Parties naturelles et externes de la femme.

APRÈS avoir diligemment examiné les parties de l'homme qui servent à la énération, il me semble qu'il est à propos de considérer celles de la femme, et d'admirer en même temps l'artifice dont la nature s'est servi à les former, et le merveilleux arrangement avec lequel elle les a disposées.

Si les parties naturelles des femmes étoient toutes semblables à celles des hommes, et qu'il n'y eût seulement de différence que dans le renversement de ces mêmes parties, on auroit raison de dire que la femme est un homme imparfait, et que la froideur de son sexe est cause que ces parties sont demeurées au-dedans, au lieu de sortir au-dehors, comme celles des hommes.

Gallien, et Fallope après lui, quels que savans anatomistes qu'ils soient, auroient de la peine à soutenir cette opinion : car si l'on observe la différente structure des parties des deux sexes, si l'on en examine le nombre et la figure, et si l'on en considère les cavités et la figure, enfin si l'on en compare l'action et l'usage, on verra bientôt qu'elles sont tout-à-fait différentes les unes des autres; car quelle proportion y a-t-il entre la matrice et le gland, ou, si l'on veut, la bourse de l'homme; entre le membre viril et le clitoris? Les vaisseaux qui contiennent la semence des femmes, ne ressemblent pas à ceux des hommes, et leurs testicules sont faits d'une toute autre façon.

Mais sans m'arrêter à ces sortes de questions, qui ne servent presque de rien à mon sujet, examinons en peu de mots les parties naturelles de la femme que nous apercevons les premières.

La nature est admirable dans tous ses effets, et ne produit jamais rien sans dessein. Le poil commence à poindre à douze ou à quinze ans, lorsque, selon la pensée de Théodoret, l'âme peut distinguer le vice de la vertu. C'est alors que la nature met un voile naturel sur les parties de l'un et de l'autre sexe, pour leur marquer que l'honnêteté et la pudeur y doivent établir leur principal domicile.

Les parties naturelles de la femme, que l'on appelle nature, parce que tous les hommes y prennent leur origine, sont la cause de la plupart de nos chagrins, aussi bien que de nos plaisirs, et j'ose dire que presque tous les désordres qui ont paru dans le monde, et qui arrivent encore tous les jours, viennent de ces parties-là. On n'a qu'à lire Pétrone, et entendre bien l'histoire des huit années qu'il décrit la cour débauchée de Néron, pour être persuadé de ce que je dis.

Les lèvres (*a*) et les rides (*b*) de ces parties ne sont que les replis que la peau y fait; elles ressemblent à-peu-près à la crête d'un jeune coq, et les rides marquent aussi bien la vieillesse que sur le visage, lorsque les filles vieillissent, ou qu'elles ont prostitué leur pudicité. Ce sont ces rides internes que l'on appelle nymphes, qui dans l'évacuation de l'urine causent un si grand bruit, qu'il nous surprendroit sans doute si nous n'y étions accoutumés.

Quatre petits morceaux de chair, de la figure d'une feuille de myrthe (*c*) sont pla-

I.   C

cés après les nymphes, qui, bien qu'ils soient incessamment arrosés, n'éteignent pourtant pas pour cela le feu que la nature a allumé dans ces parties. Souvent c'est comme de l'eau qui, tombant sur de la chaux, les excite et les échauffe davantage. Ces caroncules, que les médecins appellent myrtiformes, sont quelquefois liées les unes aux autres par des membranes, qui font l'entrée de la matrice si petite (*d*), qu'à peine l'extrémité de l'un des doigts y pourroit entrer dans une fille de neuf à dix ans, à moins que de lui faire violence en les déchirant. C'est ce que les matrones veulent dire, lorsqu'en faisant leur rapport du violement d'une vierge, elles disent que la corde est rompue ; et c'est aussi la séparation de ces mêmes parties, qui, en donnant du sang la première nuit des noces, étoit autrefois, parmi les juifs, un signe de défloration ; ce que nous examinerons ci-après avec beaucoup de curiosité.

On voit au haut des nymphes une partie plus ou moins longue que moitié du doigt (*e*) que les anatomistes appellent clitoris, et que je pourrois nommer la fougue et la rage de l'amour. C'est là que la nature a mis le trône de ses plaisirs et de ses voluptés, comme elle a fait dans le gland de l'homme.

C'est là qu'elle a placé ses chatouille-mens excessifs, et qu'elle a établi le lieu de la lasciveté des femmes : car, dans l'action de l'amour, le clitoris se remplit d'esprits, et se roidit ensuite comme la verge d'un homme : aussi en a-t-il les parties toutes semblables. On peut voir ses tuyaux (f), ses nerfs (g) et ses muscles (h) : il ne lui manque ni gland (i) ni prépuce (k), et s'il étoit troué par le bout, on diroit qu'il est tout semblable au membre viril. C'est de cette partie qu'abusent les femmes lascives. Jamais Sapho Lesbienne ne se seroit acquis une méchante réputation, si elle avoit eu cette partie plus petite. J'ai vu une fille de huit ans qui avoit déjà le clitoris aussi long que la moitié du petit doigt, et si cette partie croît avec l'âge, comme il y a de l'apparence, je me persuade que présentement elle est aussi grosse et aussi longue que celle de la femme que Platérus dit avoir vue, qui l'avoit aussi longue que le cou d'une oie.

Cette partie s'enfle tellement pendant la vie de quelques femmes, lorsque l'amour y envoie des esprits, que la peine que l'on a de le rencontrer dans une femme morte, sembleroit incroyable, à moins que d'en avoir fait l'expérience; tant il est vrai que les parties ne sont pas toujours en même état pendant la vie et après la mort.

Mais si cette partie cause souvent des désordres aux femmes, elle leur apporte aussi des avantages; car elle est à la matrice ce que la luette est aux poumons, et le clitoris avec les caroncules corrige l'air froid qui pourroit incommoder la matrice : il empêche en même temps qu'il n'y entre quelque chose d'étranger.

Toutes les parties que je viens de nommer seroient inutiles à la génération, si l'hymen, que les poëtes profanes ont dit être le dieu des noces, n'en étoit du nombre. Les anatomistes anciens, qui ne s'occupoient qu'aux choses les plus communes de l'anatomie, ont pris pour l'hymen les caroncules dont nous avons parlé ci-dessus, qui souvent étant jointes ensemble par des membranes assez fortes, s'opposent à l'entrée du dieu Priape; car il n'eût pas été raisonnable que quelque autre chose qui n'eût pas été dieu, selon la pensée des païens, ne fut opposée aux desseins d'un

autre dieu. Cependant il arrive quelquefois,
mais fort rarement, que la nature, voulant
conserver la matrice de quelques femmes·
délicates, produit une membrane au-des-
sus du conduit de l'urine, afin que l'air, ou
quelqu'autre chose, n'incommode pas les
parties internes; et c'est cette membrane
que l'on appelle proprement hymen. Elle
est parsemée de veines, et ordinairement
trouée par le milieu, pour laisser d'un côté
couler les règles, et de l'autre pour donner
entrée à la semence de l'homme. Mais,
comme cette membrane qu'on nomme hymen est contre les lois de la nature, nos
anatomistes ont pris pour l'hymen les caroncules jointes ensemble par des petites
membranes; c'est ce qu'ont fait Vesale,
Aquapendente, Fallope, Casserius, Sebi-
sius, Bauhin, et plusieurs autres, qui appellent hymen ces caroncules jointes, qu'il
faut quelquefois couper, comme nous le
verrons au chapitre III, article II, par une
histoire que tout Paris a ouï dire, et que je
rapporte dans toutes ses circonstances.

ARTICLE IV.

Des Parties naturelles et internes de la femme.

ENTRE toutes les parties de la femme qui servent à la génération, la matrice tient sans doute le premier lieu ; et bien qu'elle soit l'une de ses parties les plus foibles, néanmoins elle est le lieu où les trésors de la nature sont cachés. C'est cette terre où Diogène avoit accoutumé de planter des hommes, et où sans doute il s'immortalisoit au milieu des rues.

Elle est située au bas du ventre, entre la vessie et le gros boyau, qui servent comme de coussins au plus fier et au plus superbe de tous les animaux, pendant qu'il demeure dans les flancs de sa mère.

Dans les femmes de moyenne taille, qui sont accoutumées d'être souvent baisées, elle est assez grosse, et sa profondeur est d'onze travers de doigt, ou à-peu-près, depuis l'entrée jusqu'au fond ; mais, dans les vierges et dans les vieilles femmes, elle est extrêmement petite, et souvent pas plus grosse qu'une féve ou qu'un œuf de pigeon ; ce n'est qu'une peau dure et flétrie, dénuée d'artères et de veines apparentes.

Lorsque les règles coulent aux filles, ou qu'une femme a conçu, toute sa substance s'enfle un peu plus qu'auparavant, et à mesure qu'un enfant croît, la matrice devient aussi plus simple et plus menue dans sa circonférence, mais un peu plus épaisse dans son fond, à cause de l'arrière-faix qui y est placé, et de l'abondance des vaisseaux dont la matrice est parsemée en cet endroit-là : ce que l'expérience de plusieurs dissections m'a souvent fait remarquer.

A considérer une fiole renversée, l'on a une idée assez juste de la figure de la matrice, si ce n'est qu'elle est un peu applatie lorsqu'elle est vide. Ses liens la tiennent tellement attachée à toutes les parties du bas-ventre, qu'elle ne peut en être ébranlée qu'avec violence. Son col s'attache par le bas, et deux ligamens ronds, qui se communiquent aux aînes et au-dedans des cuisses, l'empêchent de s'élancer en haut dans les suffocations dont les femmes sont souvent attaquées.

C'est par ces deux liens que les femmes

grosses ressentent de si cuisantes douleurs au-dedans des cuisses, et que quelquefois elles se déchargent sur les aines de l'impureté d'une infâme conjonction.

Mais comme la matrice ne peut monter, elle ne peut aussi descendre, si ce n'est par quelque effort extraordinaire; car elle est attachée en haut par deux ligamens qui, étant fermes et larges, ressemblent en quelque façon à des aîles de chauve-souris; et bien que les ligamens ne touchent point la matrice pour l'assujettir, ils tiennent pourtant ses cornes si fermes, qui en sont des parties, qu'elle ne se peut affaisser. C'est dans ces ligamens larges que les testicules sont placés, et les vaisseaux qui portent la semence à la matrice. Ce sont ces liens qui empêchent la matrice de tomber de son lieu par le poids de l'enfant, ou par les violens efforts de l'accouchement, si bien que cette partie étant affermie de tous côtés, il est bien comme impossible qu'elle sorte du lieu où la nature l'a placée, comme l'antiquité nous l'a voulu persuader. Elle n'est pas seulement assujettie par toutes les parties que nous venons de nommer; les artères, les veines, les nerfs qui s'y terminent abondamment, lui servent encore de lieus, les membranes qui l'environnent la pressent de toutes parts, et l'empêchent de sortir de sa place.

Aux deux côtés de la matrice, on voit deux vaisseaux avancés, que Dioclès a appelé les cornes de la matrice, à cause de la ressemblance, dans les bêtes, des cornes qui ont du rapport à celles-ci.

Le col de la matrice est une de ses parties les plus considérables; c'est la porte de la pudeur, et, selon l'expérience commune, l'étui du membre viril. Il est naturellement un peu tortu, afin de défendre la matrice de ce qui pourroit venir du dehors pour l'incommoder, et pour donner davantage de plaisir à l'homme quand il caresse la femme.

Dès que cette partie commence à sentir les plaisirs de l'amour, elle s'agite tellement, qu'étant d'une substance nerveuse et pleine de plis, elle s'élargit ou se resserre quand il le faut.

Si un enfant tire de la mamelle de sa mère le lait avec plaisir, le col de la matrice suce aussi fort agréablement dans les voluptés amoureuses la semence qui rejaillit de la verge de l'homme.

La femme devant beaucoup contribuer à la génération, elle avoit besoin de testicules aussi bien que l'homme, et je m'étonne qu'il y ait eu des médecins qui se soient laissés aller dans cette occasion au sentiment d'Aristote. Ce philosophe a cru que la femme ne concouroit point à la génération, en donnant de sa part de la semence, mais qu'elle ne communiquoit que des alimens pour nourrir et faire croître ce qu'elle avoit conçu dans ses entrailles, ce que nous examinerons dans la troisième partie de ce livre.

Cependant il est certain que les femmes ont des testicules, des vaisseaux spermatiques et de la semence, puisqu'elles se polluent quelquefois, et que leurs testicules applatis, au lieu d'être solides comme ceux des hommes, renferment de petites cellules jointes ensemble, qui conservent une humeur qui rejaillit souvent au visage de celui qui les coupe.

Paracelse et Amatus, Portugais de nation, ont laissé par écrit que la matrice n'étoit pas la seule partie où un enfant pouvoit se former. Ils ont mis dans une fiole de la semence d'un homme avec du sang

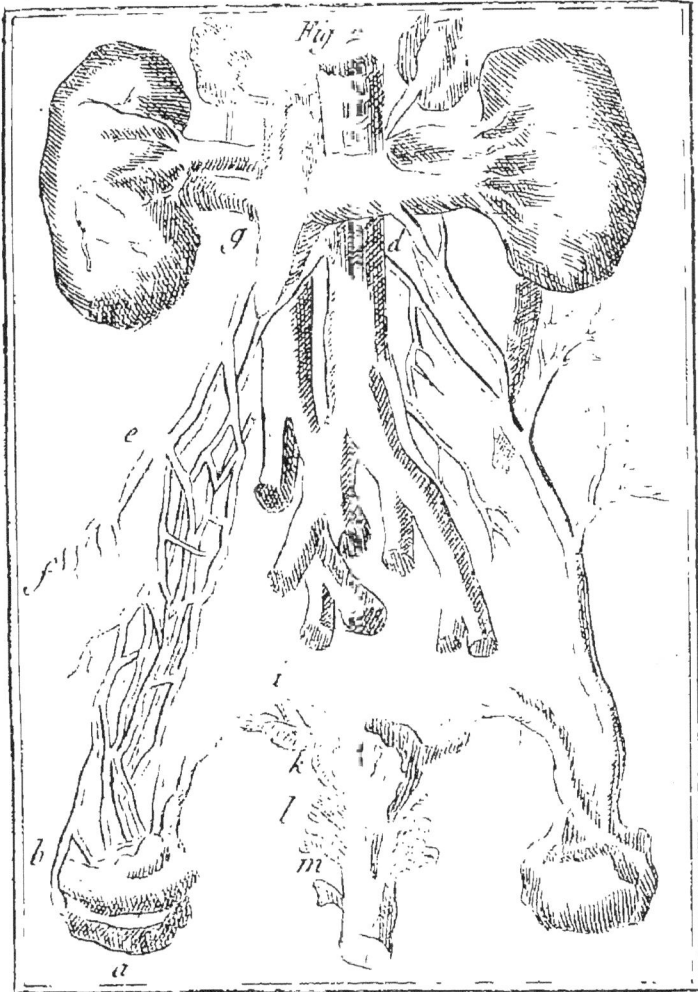

Fig. 2

les règles d'une femme; puis ils ont posé
cette fiole dans du fumier chaud, pour observer comment la nature agissoit dans les
flancs d'une femme, lorsqu'elle travailloit
à la génération. Mais outre que cela me paroît impie et impossible, je ne saurois ajou-
ter foi à un imposteur ni à un juif sur l'expérience qu'ils nous proposent.

J'avoue pourtant de bonne foi qu'il y a
quelques histoires qui nous marquent qu'un
enfant s'est formé dans l'estomac d'une
femme, et que quelques autres ont été
trouvés dans les vaisseaux spermatiques,
que l'on appelle les cornes de la matrice.
Mais pour dire là-dessus ce que je pense,
la première histoire me semble tout-à-fait
impossible, car l'estomac, faisant tous les
jours sa digestion, ne peut changer son action pour celle de la matrice. L'une me paroît plus faisable, les cornes étant une partie de la matrice, et ayant tout ce qu'il
faut pour la conception et pour la nourriture du fruit, comme nous le prouverons
ailleurs.

La matrice, selon le sentiment de Platon,
est un animal qui se meut extraordinaire-
ment quand elle hait ou qu'elle aime pas-

sionnément quelque chose. Son instinct est surprenant, lorsque, par son mouvement précipité, elle s'approche du membre de l'homme, pour en tirer de qúoi s'humecter et se procurer du plaisir.

Son action principale est la conception : lorsque la semence de l'homme et de la femme s'assemblent dans ses replis, elle les reçoit agréablement, comme une bonne mère, dont elle s'est attribué le nom. Elle les couve, pour ainsi dire, par sa chaleur modérée, afin de faire un jour, de ces semences animées, la plus belle production que la nature ait jamais tentée, ce que nous examinerons plus particulièrement au livre III. La matrice a encore d'autres usages, dont le principal est de vider le sang superflu des femmes, et de les décharger ainsi des impuretés dont elles pourroient être un jour incommodées. Il ne faut pas s'imaginer, comme quelques-uns ont fait, que ce sang puisse aller jusqu'à acquérir la qualité du venin ; au contraire, il est ordinairement beau et pur, et ce n'est pas par abondance qu'il sort tous les mois des artères de la matrice.

CHAPITRE II.

De la Proportion naturelle et des Défauts des Parties génitales de l'homme et de la femme.

Si nous remarquons ce qui se passe tous les jours dans le monde parmi les animaux les plus parfaits, touchant l'ouvrage de la génération, nous observerions que Dieu, ou, si l'on veut, la nature, qui est l'organe universel de sa puissance, a donné à chaque espèce des parties différentes pour se perpétuer. Que les unes reçoivent les parties des autres, lorsqu'il se fait une jonction de corps pour la propagation de chacune. Les parties génitales ne sont pas par hasard dans les flancs des femelles : les âmes, dans les bêtes, et les intelligences, dans les femmes, sont tout l'attirail des parties naturelles de l'un et de l'autre sexe, par commandement de la nature.

L'intelligence, ou si l'on veut parler au-

I. D

trement, l'âme que Dieu a créée et placée
ensuite dans le petit corps d'un chinois au
milieu de la Chine, pour me servir de cet
exemple, choisit dans le corps de sa mère,
qui vient de concevoir, la matière la plus
proportionnée à former toutes les parties
qui doivent un jour contribuer à la génération. Elle n'a pas besoin de modèle pour
cela, il suffit qu'elle exécute les desseins
de la nature pour garder toutes les mesures
et les porportions qu'il est nécessaire de
garder dans la figure des parties secrètes de
cet homme à venir. Elle place donc ces parties dans leur lieu naturel ; elle fait une
étroite liaison de tout ce qui les compose
pour les faire un jour agir commodément
quand il en sera besoin.

D'ailleurs une autre intelligence qui est
de la même nature que l'autre, s'occupe,
au milieu de la France, à choisir dans les
entrailles d'une femme, qui vient de concevoir, la matière la plus disposée à former les parties naturelles d'une fille. Elle
agit si bien en cette rencontre, qu'elle les
rend propres à être un jour le lieu ou un
homme doit être engendré.

Les parties naturelles de ces deux enfans

sont si justes, leurs ouvertures si mesurées, leurs profondeurs si réglées, leurs distances si proportionnées ; enfin, toutes les dimensions sont si bien observées, qu'il ne reste plus rien qu'à admirer l'ouvrage de Dieu par le ministère de ces deux intelligences ; car, bien qu'elles soient éloignées l'une de l'autre de la longueur de la moitié de la terre, elles ont cependant si justement fabriqué les deux parties secrètes de l'un et de l'autre sexe, que lorsque les parties seront un jour en état de se joindre amoureusement, rien ne manquera à leur conjonction. Elles se présenteront si commodément de tous côtés, que l'on diroit qu'elles ont été coulées au moule, tant elles sont proportionnées les unes aux autres.

Mais si ces intelligences manquent de matières pour former les parties de la génération de l'un des deux sexes ; si la matière est trop abondante, qu'elle ne soit pas flexible, ou qu'elle ait des qualités et des figures rebelles ; si la figure de la matrice de la mère est incommodée, et que son tempérament soit déréglé, quelle apparence y a-t-il que ces intelligences puissent réussir à façonner ces parties qui doivent un jour perpétuer les hommes ?

Je ne saurois accuser ni la nature ni ces intelligences de commettre ces défauts; elles ne font jamais rien d'elles-mêmes de défectueux, et sur-tout quand elles se proposent la génération et la conservation des hommes.

Ces manquemens et ces maladies n'arrivent pas seulement aux parties naturelles de l'enfant qui se forme dans les flancs de sa mère, il en est encore attaqué après qu'il en est sorti, ainsi que nous le dirons ailleurs.

ARTICLE PREMIER.

De la Proportion des Parties naturelles de l'homme et de la femme, selon les lois de la nature.

QUOIQUE l'on évite tous les jours d'exposer aux yeux les mystères de l'amour, nous savons pourtant tout ce qui se passe dans l'action du mariage, et nous sommes fort contens lorsque nous en avons des connoissances plus parfaites. Si d'un côté le péché a attaché de la honte à cette connoissance, pour me servir de la pensée de saint Augustin, de l'autre la nature n'y a rien mis que de bienfaisant.

La nature, qui n'a jamais rien fait sans dessein, a établi des lois pour toutes les parties qui nous composent : celles que nous appelons amoureuses ont ordinairement leur dimension dans les hommes et dans les femmes, et le membre de l'homme, selon ces mêmes lois, ne doit avoir communément que six ou huit pouces de long, et que trois ou quatre de circonférence ; c'est la plus juste mesure que la nature ait gardée en formant cette partie dans la plupart des hommes. Si la verge est plus grande et plus grosse, il faut trop d'artifice à la faire mouvoir, et les habitans du midi sont principalement pour cela moins propres que nous à la génération.

Le conduit des parties secrètes de la femme est ordinairement de six ou huit pouces de profondeur, et sa circonférence interne n'a point de mesure déterminée ; car, par une admirable structure, ce conduit s'ajuste si proprement à la partie de l'homme qui en est pressée, qu'il devient plus ou moins large, selon les instrumens qui le touchent.

I.

ARTICLE II.

Des Défauts des parties naturelles de l'homme.

LES casuites, les jurisconsultes traitent ces sortes de matières aussi bien que les médecins ; mais ils les traitent d'une façon toute différente. Les premiers croient être obligés d'en parler pour le salut de âmes, en refusant le mariage à ceux qu'ils en jugent incapables, et en séparant pour quelque temps l'homme et la femme, que quelques incommodités des parties auroient troublés dans le mariage.

Les jurisconsultes se sentent aussi excités par l'intérêt de la justice, et pour le bien de l'état, d'agiter ces mêmes questions. Ils veulent pas -là savoir les causes de la dissolution du mariage, pour en corriger les abus. Mais, parce que ces matières difficiles sont souvent fort mal touchées par les uns et par les autres, je tâcherai d'éclaircir les difficultés qui en dépendent, afin que l'on puisse ensuite juger sainement les différens

qui tomberont entre les mains de ceux qui
en doivent être ou les juges ou les arbitres.

Quand les parties naturelles de l'homme
ne peuvent s'unir avec celles de la femme
l'on doit souvent en accuser les défauts naturels des uns ou des autres ; mais pour comprendre comment ces défauts arrivent, il
faut s'imaginer que l'intelligence qui a
ordre de faire le corps d'un garçon dans les
entrailles de sa mère, ne trouve pas toujours assez de matière pour former les parties naturelles d'un enfant ; elle est obligée
de rendre défectueuses ces mêmes parties,
et parce que les parties qui servent à la vie
sont beaucoup plus nécessaires que celles
qui contribuent à la propagation de l'espèce;
que d'ailleurs celles-là sont plutôt formées
que celles-ci ; il arrive quelquefois que l'intelligence emploie aux parties nécessaires à
la vie presque toute la matière qui étoit
destinée aux parties secrètes, et ainsi ces
dernières parties deviennent fort petites
dans la suite du temps, leur matière ayant
été ménagée pour d'autres. Ce fut là la cause
d'une des observations de Platérus, qui
remarque qu'un homme n'avoit que le gland

couvert de son prépuce, au lieu de membre viril.

Les défauts des parties secrètes aussi bien que des autres dont nous sommes souvent composés, ne sont pas toujours naturels ; et le gentilhomme, dont nous parle Paul Zachias, n'auroit jamais engendré, s'il eût manqué dès le ventre de sa mère de la moitié de ses parties naturelles.

La mortification de la chair et la chasteté sont souvent de puissantes causes pour diminuer nos parties naturelles. L'exemple de saint Martin nous le fait bien voir, lui qui, pendant sa vie, avoit tellement macéré son corps par des austérités inouies, et qui s'étoit tellement roidi contre les libertins de son siècle, qu'après sa mort, si nous en croyons Sulpice, sa verge étoit si petite, que l'on ne l'auroit point trouvée, si l'on n'eut su le lieu qu'elle devoit occuper.

Les verges trop longues ou trop grosses ne sont pas les plus propres, ni pour la copulation, ni pour la génération. Elles incommodent les femmes, ne produisent rien ; si bien que pour la commodité de l'action, il faut que la partie de l'homme soit médiocre, et que celle de la femme soit proportionnée, afin de s'unir l'une à l'autre, et de se toucher agréablement de toutes parts.

Il n'y a point d'autre cause de ce vice naturel que l'abondance de la matière dans les premières semaines de la conception : bien que l'intelligence, qui a soin de la formation de cette partie aussi bien que des autres, ne sachant que faire de tant de matière qui reste après les principales parties formées, elle l'emploie à faire une grosse et longue verge.

S'il est vrai, ce que nos physionomistes nous disent, que les hommes qui ont de grands nez ont aussi de grandes verges, et qu'ils sont plus robustes et plus courageux que les autres, nous ne devons pas nous étonner de ce qu'Héliogabale, que la nature avoit favorisé de grandes parties génitales, comme l'écrit Lampridius, choisissoit des soldats qui avoient de grands nez, afin d'être en état, avec moins de troupes, de faire quelque expédition de guerre, ou de résister plus fortement aux efforts de ses ennemis; mais il ne s'apercevoit pas en même temps, que ces gens aux grandes

verges étoient les plus étourdis et les plus
stupides des hommes.

Souvent les petits hommes ont un membre plus grand que les autres ; il s'en est
même trouvé autrefois qui avoient la verge
si longue, si nous en croyons Martial, qu'ils
étoient souvent en état de la flairer, et je
ne sais si ce poëte ne vouloit point parler
de Claudius, qui viola Pompeïa, femme de
César, dans le temple de la déesse Bona,
lequel, au rapport de l'histoire, avoit le
membre aussi gros que les deux plus grosses
verges que l'on eût pu joindre ensemble.

On doute si la semence qui passe par une
longue verge est prolifique. Galien, après
Aristote, a agité cette question. Ils disent
tous deux que les esprits, qui résident abondamment dans la semence, se perdent par
la longueur du chemin, et que cette semence n'est plus ensuite capable de production. Mais plusieurs médecins, et entre
autres le savant Hucher, sont d'un tout
autre sentiment ; car la semence se portant
directement dans le fond de la matrice,
sans être altérée de l'air ni par aucune
autre cause étrangère, elle a toutes les
dispositions nécessaires pour la génération;
et les histoires que ce grand médecin nous

rapporte sur ce sujet, nous font bien voir que la vérité est toute pour lui.

A moins que les deux parties génitales des deux sexes ne soient bien proportionnées, comme je l'ai dit, il n'y a pas d'apparence qu'elles se joignent étroitement l'une à l'autre; car si l'homme est un peu membru, et que la femme soit fort étroite, la conjonction n'est point agréable, et l'on ne peut se souffrir l'un et l'autre. Mais si ce même homme se joint ensuite amoureusement à une autre qui soit plus ouverte, il ne la touchera qu'avec plaisir, au lieu des plaintes et des douleurs qu'il causoit à la première. Si bien qu'il est vrai de dire, que celui qui nous a donné tant de remèdes contre l'amour, nous a laissé par écrit, que si nous aimions les personnes qui ont des inclinations et des parties proportionnées aux nôtres, notre flamme est heureuse, et il ne vient de notre amour légitime que des tendresses et des voluptés permises.

En effet, si les deux femmes dont Platérus nous a fait l'histoire, avoient pu souffrir leurs maris, elles ne se seroient jamais plaintes en justice, et jamais les juges n'auroient prononcé d'un commun consente-

ment que leurs mariages étoient invalides,
avec injonction aux femmes d'entrer dans la
solitude, et permission aux hommes de se
marier à d'autres qui ne furent pas si simples
après leur mariage, que de se plaindre de
la grosseur des parties naturelles de leurs
maris.

Je ne parle point ici de la grosseur prodigieuse de la verge de quelques hommes ;
on sait qu'ils ne sont pas destinés pour le
mariage, et l'on auroit eu grand tort, si
l'on avoit voulu remarier l'homme dont
parle Fabrice de Hilden, qui l'avoit aussi
grosse qu'un enfant nouvellement né.

Ce ne sont pas seulement les grosses et
les petites verges qui sont des défauts dans
les hommes ; elles sont encore défectueuses
si elles sont mal figurées, ou si toutes les
parties qui les composent ne sont pas dans
leur lieu naturel ; car, parmi les chrétiens,
les noces n'étant instituées que pour avoir
des enfans, il n'y a pas lieu de douter que
si un homme a ses parties naturelles si mal
figurées, qu'il ne puisse consommer le mariage, et que ces défauts soient incurables,
le mariage ne doive être déclaré invalide. Il

Enfin, il y a tant d'autres défauts qui pri-

vent le membre viril de son action ordinaire, qu'il faudroit faire un discours particulier sur cette matière pour les décrire
tous : car, pour le dire en peu de mots, on ne
sauroit caresser agréablement une femme,
et encore moins engendrer, si l'on est mal-
traité d'une gonorrhée cordée, ou d'un nodus virulent, si les parties naturelles sont
affligées de poireaux, d'ulcères ou cicatrices, si le prépuce est d'une grandeur prodigieuse, si la verge est bridée par le fil du
gland, ou enfin si l'on est attaqué par des
maladies qui empêchent de caresser une
femme, et qui souvent sont la cause de la
dissolution du mariage, ainsi que nous l'examinerons ailleurs.

ARTICLE III.

Des Défauts des Parties naturelles de la femme.

JE suis persuadé que la femme a moins de
chaleur que l'homme, et qu'elle est aussi
sujette à beaucoup plus d'infirmités que lui.
La stérilité, qui en est une des plus considérables, vient le plus souvent plutôt de

I.　　　　　　　　　　E

son côté que de celui du mari : car entre cette infinité de parties qui composent ses parties naturelles, s'il y en a une qui manque ou qui soit défectueuse, la génération ne peut s'accomplir, et une femme qui est ainsi imparfaite ne peut espérer l'honneur d'être appelée du doux nom de mère.

Je n'ai pas résolu ici de parler de toutes les parties qui concourent du côté de la femme à la formation de l'enfant, il me semble en avoir assez dit au chapitre précédent. Mon dessein n'est présentement que de découvrir les défauts des parties naturelles de la femme qui peuvent empêcher la copulation, et qui peuvent être guéries.

Je ne m'étonne pas si les Phéniciens, au rapport de saint Athanase, obligeoient leurs filles, par des lois sévères, de souffrir, avant que d'être mariées, que des valets les déflorassent ; et si les Arméniens, ainsi que Strabon le rapporte, sacrifioient les leurs dans le temple de la déesse Anaïtis, pour y être dépucelées, afin de trouver ensuite des partis avantageux à leur condition; car on ne sauroit dire quels épuisemens et quelles douleurs un homme souffre dans cette première action, au moins si la fille est étroite. Bien loin d'éteindre la passion d'une femme, souvent on lui cause tant de chagrins et de haine, que c'est pour l'ordinaire une des sources du divorce des mariages. Il est bien plus doux de baiser une femme accoutumée aux plaisirs de l'amour, que de la caresser quand elle n'a point encore connu d'homme; car, comme nous prions ici un serrurier de faire mouvoir les ressorts d'une serrure neuve qu'il nous apporte, pour éviter la peine que nous prendrions le premier jour, ainsi les peuples dont nous venons de parler avoient raison d'avoir établi de semblables lois.

Jeanne d'Arc, appelée la Pucelle d'Orléans, étoit du nombre de ces filles étroites, et si elle eût prostitué son honneur, ou qu'elle eût été mariée, comme les ennemis de sa vertu et de sa bravoure le publient encore aujourd'hui, jamais Guillaume de Gauda et Guillaume Desjardins, docteurs en médecine, n'auroient déclaré, lorsqu'ils la visitèrent dans la prison de Rouen, par l'ordre du cardinal d'Angleterre et du comte de Warwick, qu'elle étoit si étroite, qu'à peine auroit-elle été capable de la compagnie d'un homme.

Ce n'est pas ordinairement un grand défaut à une femme d'avoir le conduit de la pudeur trop étroit, à moins que cela n'aille, comme il arrive quelquefois, jusqu'à s'opposer à la copulation et à la génération même. Le défaut est bien plus commun quand ce passage est trop large, et il ne faut pas toujours mal juger des filles qui ont naturellement le conduit de la pudeur aussi large que les femmes qui ont eu plusieurs enfans.

Bien que ce défaut n'empêche pas la copulation, cependant on ne voit guère de femmes larges qui conçoivent dans leurs entrailles, parce qu'elles ne peuvent garder long-temps la liqueur qu'un homme leur a communiqué avec plaisir.

Le conduit de la pudeur est naturellement un peu courbé; il ne se redresse que lorsqu'il est question de se joindre amoureusement : car il étoit bien juste que d'un côté la nature le roidit, puisque de l'autre elle roidissoit les parties génitales de l'homme, pour favoriser la conjonction de l'un

et de l'autre, et pour faciliter la génération.

L'amour tout seul n'est point capable
de redresser ce canal, quand il est endurci.
L'imagination n'a point assez d'empire sur
cette partie pour la ramollir, et les esprits
s'émoussent et perdent leur vigueur quand
ils agissent sur sa dureté. Il faut des humeurs douces et bénignes, que la nature y
fait passer tous les mois pour adoucir et
redresser ces parties endurcies ; à moins
de cela, elles ne se rendent point capables
de faire leur devoir en contribuant à la production des hommes.

Si nous suivions en France ce que Platon
nous a laissé par écrit pour une république
bien réglée, nous ne verrions point tant
de désordres dans les mariages que nous
en observons quelquefois. On se marie en
aveugle, sans avoir auparavant considéré
si l'on est capable de génération. Si avant
de se marier on s'examinoit tout nu, selon
les lois de ce philosophe, ou qu'il y eût des
personnes établies pour cela, je suis assuré
qu'il y auroit quelques mariages plus tran-
quilles qu'ils ne le sont, et que jamais Ham-

I.

meberge n'eût été répudiée par Théodoric,
si ces lois eussent été alors établies.

A voir une jeune femme bien faite, on
ne diroit point qu'elle a des défauts qui s'opposent à la copulation. Quand son mari veut
exécuter les ordres qu'il a reçu en se mariant, il trouve des obstacles qui s'opposent
à sa vigueur. L'hymen, ou les caroncules
jointes fortement ensemble, occupant le
canal des parties naturelles de la femme,
s'opposent à ses efforts. Il a beau pousser
et se mettre en feu, ces obstacles ne cèdent
point à la force ; et quand il auroit autant
de vigueur que tous les écoliers du médecin
Aquapendens, jamais il ne pourroit dépuceler sa femme qui est presque toute fermée. Toutes les femmes en cet état, et qui
vivent après quinze ou dix-huit ans, ne sont
pas entièrement fermées ; elles ont un petit
trou, ou plusieurs ensemble, pour laisser
couler les règles, et pour donner quelquefois entrée à la semence de l'homme ; car,
bien que ces femmes ne soient pas capables
de copulation, elles peuvent pourtant quelquefois concevoir, et c'est ainsi qu'engendra Cornélia, mère des Gracques, à qui il
fallut faire incision avant que d'accoucher.

L'accouchement est quelquefois accompagné d'accidens si fâcheux, que les femmes se fendent d'une manière étonnante, et j'en ai vu une dont les deux trous n'en faisoient qu'un. Ces parties se déchirent d'une telle façon, et la nature, en les repoussant, y envoie tant de matière, qu'il s'y engendre plus de chair qu'auparavant, si bien qu'après cela l'ouverture en est presque toute bouchée, et quand ces femmes sont un jour en état d'être embrassées par leurs maris, elles sont fort surprises de n'être pas ouvertes comme auparavant.

Les ulcères véroliques qui arrivent aux parties naturelles des femmes font la même chose : ils colent tellement la chair, d'un côté et d'autre quand ils se guérissent, qu'il ne reste le plus souvent qu'un petit trou, qui sert à vider de temps en temps les ordures des femmes. Souvent il y a du risque pour la vie, si on les coupe et si on élargit le conduit de la pudeur. Celle qui, dans une pareille occasion, demandoit du secours à Bénivénius, n'en fut pas pour cela exaucée; car ce médecin craignant que s'il la coupoit il n'en arrivât quelque funeste accident, aima mieux la laisser vivre de la sorte.

Il arrive tant de défauts dans les parties naturelles des femmes, qui s'opposent à la consommation du mariage, et par consé-quent à la génération, qu'il faudroit faire un livre tout entier pour parler des uns après les autres. Il me suffira seulement d'ajou-ter à ce que nous avons dit ci-dessus, qu'il naît quelquefois des excroissances de chair dans le col de la matrice, dont la copula-tion est empêchée, que le clitoris devient si grand, qu'il en défend l'entrée, et que les lèvres sont quelquefois si longues et si pendantes, que l'on est obligé de les cou-per aux filles avant que de les marier.

CHAPITRE III.

Des Remèdes qui corrigent les défauts des Parties naturelles de l'homme et de la femme.

Si je n'avois remarqué, en lisant les livres des casuistes et des jurisconsultes, plusieurs erreurs que les uns et les autres commettent lorsqu'ils parlent des causes de la dissolution du mariage, je me serois contenté du chapitre précédent, et je ne me serois pas donné la peine d'observer dans celui-ci, qui n'en est qu'une suite, les remèdes que l'on doit apporter aux parties naturelles des hommes et des femmes, qui sont incommodés des maladies que l'on juge le plus souvent incurables. Ce sont ces maladies qui les empêchent de se caresser, et se donner réciproquement les libertés que le mariage leur permet de prendre.

Je ne parlerai ici que des incommodités qui affligent les dehors des parties naturelles de l'un et de l'autre sexe, et je n'examinerai que celles que l'on peut guérir, ayant dessein de discourir ailleurs de toutes les causes incurables, qui sont l'impuissance des hommes et la stérilité des femmes, et qui peuvent donner lieu au divorce entre des personnes mariées.

ARTICLE I.

Des Maladies qui arrivent au membre viril, et qui peuvent être guéries.

Puisque le mariage n'est institué que pour avoir des enfans, on doit croire que si les parties génitales de l'un et de l'autre sexe ne sont pas en état de se joindre étroitement, on ne sauroit exécuter le dessein qu'a l'église lorsqu'elle nous confère ce sacrement.

La conjonction du mâle et de la femelle doit précéder la génération ; si la copulation manque par les défauts naturels ou par quelqu'accident inopiné, l'espérance qu'on a d'avoir des enfans est vaine, puisque celle-ci n'est qu'une suite de l'autre.

Et pour m'expliquer plus clairement par des exemples, je dirai qu'une jeune dame veut se plaindre hautement en justice de la longueur du membre de son mari, dont l'approche lui est un cruel supplice. En effet, la douleur qu'elle ressent quand elle en est touché lui fait perdre le sentiment, et souvent la rend comme immobile; car cet homme lui déchire les nymphes, lui meurtrit les caroncules, lui fait fendre le conduit de la pudeur, et enfonce le fond de sa matrice; c'est de là que viennent une grande effusion de sang, un flux de ventre ennuyeux, et les autres incommodités qu'elle souffre après avoir été caressée de la sorte.

Ces maux ne sont pourtant pas sans remède; car, si l'on a soin de trouer par le milieu un morceau de liége de la hauteur d'un ou deux pouces, selon l'excès de la longueur du membre, et qu'on le garnisse ensuite de coton dessus et dessous, que ce coton soit garni d'une toile mollette, qui doit être piquée près à près, et que ce bourlet, ou, pour mieux dire, cet écusson, soit convexe par le haut et par le bas; qu'ensuite on y couse à chaque côté deux petits rubans, et que, quand l'amour fera ressentir son feu, on fasse passer le membre par le tron de l'écusson, et qu'on lie à chaque cuisse les deux petits rubans que l'on y a cousus pour le tenir assujetti, on jouira après cela de nouveaux plaisirs que l'artifice aura inventés. C'est alors que la jeune dame ne fuira plus les caresses de son mari, et qu'elle ne lui refusera plus ses embrassemens amoureux. Si par hasard son mari a oublié l'écusson, elle aura soin d'en porter un autre, ou la nécessité lui fera trouver agréable sa main, dont elle évitera les douleurs qu'elle ressentoit autrefois, et le désespoir où elle étoit d'avoir des enfans dans la suite de son mariage, se changera en joie.

La grosseur du membre de l'homme n'est pas si fâcheuse à une femme que sa longueur excessive. Elle ne fait qu'élargir des parties, qui, étant membraneuses et charnues, s'élargissent assez aisément quand on le veut. La nature les a faites pour cela, et aujourd'hui il se trouve peu de femmes qui se plaignent de la grosseur de la verge de leur mari. Pourvu qu'une femme soit d'une taille médiocre, qu'elle n'ait point les flancs rétrécis, ni de défauts à ses parties naturelles, je ne vois pas de fâcheux accidens à craindre, quand, dans le mariage, elle se servira d'une grosse verge.

Si ses parties sont trop étroites, il n'y a qu'à les faire dilater par les remèdes que nous exposerons à l'article suivant, ou, si l'on veut, il n'y a qu'à faire diminuer la grosseur excessive du membre de l'homme, ce que l'on peut faire par des cataplasmes froids, astringens. J'appréhenderois pourtant que ces sortes de remèdes ne détruisissent la semence, et ne la rendissent incapable d'être féconde, si bien qu'il vaudroit beaucoup mieux élargir le conduit de la pudeur, que de s'arrêter trop long-temps à diminuer la grosseur de cette autre partie.

J'ai déjà dit que je ne parlerois point ici des maladies incurables, ni de la grosseur prodigieuse de la verge de l'homme qui auroit été causée par quelque maladie. Je sais que l'on n'est point alors disposé à s'en servir pour plaire à sa femme, ni pour engendrer ; et je ne saurois croire que Pierre Perrod, maréchal du village de Cresciat, en Suisse, eût eu envie, à l'âge de quarante ans, de se joindre amoureusement à sa femme, lorsque sa verge étoit aussi grosse qu'un enfant naissant ; car, au rapport de Fabrice de Hilden, il portoit entre ses cuisses une grosse masse de chair inégale,

I. F

livide et mollette comme un champignon, que ce médecin allemand lui coupa. Bien loin de mourir de cette opération, il se porta ensuite beaucoup mieux, et avoit de temps en temps des mouvemens de concupiscence, lorsqu'il étoit couché auprès de sa femme; mais malheureusement il manquoit des parties nécessaires pour exécuter les ordres secrets de la nature.

Le membre viril étant roide, devient tortu lorsque le fil qui lie par-dessous le prépuce au gland s'avance jusqu'au conduit de l'urine; si bien que la tête du membre étant tirée en bas par cette bride, la verge est contrainte de se plier en forme d'arc. Si, avec cette incommodité, un homme veut se joindre amoureusement à sa femme, il augmente sa douleur, et s'aperçoit que sa verge se courbe encore plus qu'auparavant. Néanmoins la passion extrême de l'amour fait quelquefois oublier la douleur; témoin ce ministre luthérien dont parle Hosman, qui, la méprisant généreusement, fit plusieurs enfans à sa femme, malgré cette incommodité.

Il n'est pas fort difficile de trouver un remède à ce défaut, il n'y a qu'à donner un

coup de ciseaux au lien qui tient le gland
trop gêné, et empêcher ensuite la jonction
du prépuce avec le gland. Pour guérir
promptement le mal qu'aura fait les ciseaux,
on mettra entre la plaie un linge trempé
dans un blanc d'œuf battu, et l'on conti-
nuera ce remède quelques jours de suite,
pour donner le temps à la nature d'y former la cicatrice.

Les matrones italiennes ont une fort mauvaise coutume sur ce sujet, elles se laissent
croître l'ongle du pouce de la main droite,
et, après avoir aperçu le fil de la langue,
ou du gland des petits enfans, elles le cou-
pent de leur ongle, et brisent ainsi ce qui
tient ces parties trop assujetties. Mais, pour
dire ce que je pense sur ces sortes de déchi-
remens, il ne peut arriver de là que des in-
flammations, qui souvent sont bientôt après
suivies de la mort.

Il y a encore une autre cause qui rend
tortu le membre de l'homme, savoir, lorsque le prépuce est tellement joint au gland,
soit par un défaut naturel, ou par des ulcères négligés, que l'on ne sauroit alors
caresser une femme sans ressentir des douleurs extrèmes. Nos médecins qui n'ont

pas trouvé indigne d'eux de contribuer, par leurs propres mains, à la santé des hommes, prétendent que cette incommodité peut être guérie, si l'on y apporte le soin et l'adresse qui y sont nécessaires ; cependant ils sont d'un avis contraire sur l'opération. Les uns croient qu'il faut couper plus de prépuce que de gland, parce que le prépuce étant une peau qui ne peut donner beaucoup de sang, ni causer aucune inflammation considérable, ainsi qu'on le remarque tous les jours dans la circoncision des juifs, l'opération en doit être plus aisée et moins dangereuse. Les autres, au contraire, veulent qu'on coupe plus de gland que de prépuce, parce que, disent-ils, la cicatrice s'en doit plutôt faire, que l'on est ensuite plus disposé à faire des enfans, et qu'il est même de la bienséance de se tenir toujours le gland couvert. Mais pour moi il me semble que le meilleur est de tenir le milieu de ces opinions, et que si l'on doit en favoriser quelqu'une, ce doit être toujours la première.

Après que l'opération est faite, et que l'on a découvert le gland autant qu'il le faut, on met entre deux, comme j'ai dit

ci-dessus, un linge trempé dans un blanc
d'œuf battu, ou dans un digestif que le chirurgien aura composé, selon les indica-
tions qu'il aura prises de la partie malade,
de la douleur et des accidens qu'il doit toujours considérer en faisant ces remèdes.
Sur cela, Fabrice de Hilden nous fait une
histoire d'un homme de vingt ans qui, s'é-
tant marié avec une très-belle fille, se trouva impuissant le premier jour de ses noces,
étant incommodé de cette sorte de maladie;
ce savant médecin en fit lui-même l'opération, et le jeune homme étant guéri de
son incommodité, satisfit si bien sa femme,
qu'après cela elle ne se plaignit plus de l'impuissance de son mari.

Il se rencontre encore une troisième cause
qui rend le membre tortu quand il se roidit.
Après les complaisances qu'un homme a
eues pour une courtisane, en se tenant long-
temps en état de satisfaire les appétits déréglés de cette femme, il vient quelquefois
à l'un des côtés de la verge ce que nous appelons nodus ou ganglion, qui n'est qu'une
dureté grosse ordinairement comme une
fève, placée sur les nerfs de cette partie.
Quand on presse fortement cette dureté,

I.

on n'y sent qu'une douleur obscure, mais quand le membre vient à se roidir, c'est alors que les douleurs sont extrêmes, par la gêne et la torture que souffre la verge dans une figure courbée, qui est contre les lois ordinaires de la nature.

Il y en a qui ont voulu guérir cette maladie, en ramollissant la dureté qui la causoit ; mais ils ont jeté les malades dans un désespoir de guérison. Ils n'ont pas prévu que les remèdes ramollissans qu'ils y appliquoient, augmentoient le mal en dilatant les parties nerveuses de la verge, qui recevoit ensuite plus d'esprits vaporeux qu'auparavant ; car, en humectant le nodus, ils élargissoient ainsi les ligamens poreux, à la façon des varices et des anévrismes, et augmentoient le mal par ce moyen-là, plutôt que de le guérir.

L'expérience nous enseigne qu'il en falloit user de toute autre manière. Elle nous a montré que les remèdes astringens contribuoient seuls à la guérison de cette maladie, tellement que si l'on mouilloit des plumaceaux et des linges, et qu'on les appliquât tièdes sur la partie malade, on guériroit bientôt cette incommodité.

Jacques Houllier nous apprend un remède industrieux pour donner à une verge tortue la figure qui lui est propre et naturelle. Il nous rapporte qu'un homme qui étoit impuissant de la sorte fut parfaitement guéri de son incommodité, après avoir fait entrer la verge dans un canal de plomb proportionné à sa grosseur, et avoir retenu le canal assujetti par des attelles, pendant un temps assez considérable. La verge de l'homme est mollette et flétrie par beaucoup de causes qui s'opposent à l'action pour laquelle la nature l'a formée. Si un homme est trop jeune ou trop vieux, son membre ne se roidit point; et si quelquefois cela lui arrive, la dureté est sans effet, et l'on ne peut en attendre des suites avantageuses pour la production d'un homme. Souvent les esprits vaporeux en sont la cause, et une semence prolifique ne se trouve presque jamais dans ces âges-là.

D'ailleurs, si l'on est malade ou que l'on ne fasse que relever de quelque fâcheuse maladie, ou enfin que la verge soit incommodée dans quelques-unes de ses parties, il n'y a pas d'apparence qu'elle agisse, à moins que l'on n'y apporte auparavant les remèdes nécessaires.

D'autre part, si l'on a pris par la bouche, ou que l'on se soit appliqué des remèdes pour éteindre le feu de la concupiscence et combattre les aiguillons de la chair, comme nous le remarquerons ailleurs, les parties naturelles étant trop mollettes, ne sont point alors en état de contribuer à la génération.

Enfin, si l'on est enchanté et ensorcelé, comme on le dit, toutes les parties génitales languissent, et ne peuvent alors se joindre étroitement à celles d'une femme. De toutes ces causes qui affligent nos parties naturelles, n'examinons présentement que celles qui peuvent produire des maladies que l'on peut guérir, et encore nous ne nous arrêterons qu'à ces seules maladies qui attaquent principalement la verge de l'homme, et qui la rendent mollette, sans en chercher d'autres qui peuvent avoir leur source de plus loin, me réservant d'en parler lorsque je traiterai en général de l'impuissance des hommes.

Une maladie aiguë détruit notre passion. L'amour est languissant quand nous souf-

frons, et nous ne saurions nous lier amoureusement à une femme, si notre chaleur
naturelle et nos esprits ne se sont multipliés
en nous-mêmes, et qu'ils ne soient com-
muniqués à nos parties naturelles.

Une vie misérable éteindra sans doute
notre feu, et il n'y a point d'homme qui se
trouve en état de se divertir avec les dames,
si sa table est très-médiocre. Le travail
excessif nous rend sages sur cette matière,
et nous ne pensons qu'au repos quand nous
sommes fatigués. D'ailleurs, si notre esprit
est fortement occupé à quelques affaires,
nos parties naturelles sont alors comme en-
gourdies quand il faut s'appliquer à l'amour;
au moins ceux qui gouvernent par eux-mêmes les royaumes et les républiques, qui
ont presque toujours des enfans étourdis,
comme si l'esprit du père étoit presque tout
demeuré plutôt dans les affaires d'état qu'il
a ménagées, que dans le corps des enfans
qu'il a engendrés.

Souvent, nous nous sommes tant diverti
avec les femmes, que nos parties naturelles
sont devenues si foibles et si languissantes,
que, même dans la fleur de notre âge, elles

refusent de nous obéir quand nous leur de-
mandons de se mouvoir.

Toutes ces foiblesses et ces maladies ne
sont pas sans remèdes. Il ne faut qu'être
jeune pour se remettre bientôt d'une maladie qui nous aura affoibli ; et si avec cela
nous avons la belle saison , de bon vin , et
des alimens choisis, les forces que nous
aurions presque toutes perdues renaîtront
bientôt après , et ce que le jeûne auroit détruit, la bonne chère le rétablira aussitôt,
et alors nous serons en état de nous servir
de toutes nos parties.

Le repos est le remède du travail , et les
médicamens qui nous sont ennemis peuvent
trouver leur antidote, comme firent les parties naturelles d'un gentilhomme, qui, étant
devenues flétries par un onguent jaune fait
avec de l'argent vif, dont il s'étoit frotté,
furent bientôt après rétablies par l'huile de
lavande qu'il y appliqua.

L'épuisement que l'on a souffert auprès
des femmes, se répare par la fuite et par
l'éloignement, et jamais ce jeune espagnol
dont Christophe-à-Veiga nous fait l'histoire, n'eût pris de nouveaux plaisirs avec
sa femme, s'il n'en eût usé de la sorte,

Cette histoire est trop considérable sur cette matière, pour ne la pas rapporter ici toute entière, et pour ne la pas traduire en français. Je conseillai à un jeune gentilhomme, dit ce médecin, de s'absenter durant quinze jours de la ville où il demeuroit, de monter à cheval le seizième jour de son absence, sur le soir, et de faire deux ou trois lieues de chemin, après quoi il viendroit chez lui souper avec sa femme, qui se découvriroit la gorge et qui se mettroit à table vis-à-vis de lui; or, j'avois commandé, poursuit-il, qu'on lui apprêtât à souper un chapon rôti et un ragoût de mouton bouilli avec de la roquette; le bon vin rouge fumeux et astringent ne nous manquoit point, non plus que le vin doux pour le dessert. Trois heures après souper, je lui conseillai de se mettre au lit avec sa femme, qui lui échaufferoit les reins, en les joignant de bien près, et de dormir dans cette posture; qu'à son réveil il s'entretint avec elle de discours amoureux, et qu'il s'endormît ensuite, s'il pouvoit; la petite pointe du jour étant venue, qu'il caressât sa femme, et qu'il s'acquittât de son devoir en valeureux chevalier. Mon conseil, ajouta-t-il, fut fort favorable à ce gentilhomme, non pour une fois seulement, mais pour plusieurs; et comme je ne voulois point alléguer cette histoire sans avoir éprouvé auparavant la même chose en plusieurs personnes, j'ai expérimenté, dit-il, que cette façon d'agir est fort propre à rendre vigoureux ceux qui se sont épuisés auprès des femmes. Il faut donc conclure, après tout cela, que la mollesse des parties naturelles de l'homme qui a pris ses divertissemens avec trop de chaleur, n'est pas toujours incurable, comme la plupart se le persuadent; si cela étoit, le gentilhomme du duc d'Albe, dont Houllier nous fait l'histoire, n'auroit pas été guéri si promptement, avec l'admiration de tous ceux qui l'accompagnoient, et le remède qu'on appelle en Provence Sembajeu, ne feroit pas encore présentement ces merveilles sur ceux qui ont les parties naturelles flétries, si nous voulons en croire Vallériola; car il n'y a rien au monde de meilleur contre les foiblesses des parties naturelles, que les œufs, le sucre, le safran, la canelle et le vin, dont ce breuvage est composé.

D'autres maladies attaquent encore le membre viril avec autant de force que les précédentes ; mais entre toutes celles qu'il souffre, il y en a de bénignes qui se guérissent par les premiers remèdes que l'on y apporte, et il s'en trouve de malignes, qui quelquefois ne cèdent ni aux sueurs, ni à la salivation, ni au fer, ni au feu : ce sont ces dernières qui viennent d'un commerce impure, et qui affligent les hommes d'une manière tout-à-fait surprenante.

Quelques hommes ont le prépuce si long, qu'ils ne sont pas disposés à se joindre amoureusement à leurs femmes. La verge est importune en cet état ; elle ne peut communiquer la semence qu'elle ne soit éventée, et par ce moyen, elle ne soit incapable de génération. Ceux qui ont ce défaut se salissent incessamment quand ils veulent uriner ; témoin l'homme de vingt-deux ans dont Fabrice de Hilden nous fait l'histoire.

De peur que, dans cette maladie, il n'arrive une rétention d'urine et une inflammation au col de la vessie, qui sont souvent deux maladies mortelles, il ne faut pas hésiter à couper le prépuce. Il n'y a non plus de danger dans cette opération, qu'il n'y en a eu à couper celui de cet homme dont nous venons de parler, qui se maria quel-

que temps après qu'on lui eût coupé le prépuce, qui avoit six pouces de long. Nos
chirurgiens grecs appellent cette maladie
phimosis, qui rend quelquefois la verge
tortue, quand le prépuce, ne pouvant être
retroussé, est attaché au gland, comme
nous l'avons remarqué ci-dessus.

Il y a une autre maladie qui est toute
opposée à celle-ci. Les mêmes chirurgiens
la nomment *paraphimosis*, lorsque le prépuce, étant retroussé, presse tellement la
racine du gland, qu'il ne peut être remis
dans sa place, quoiqu'on le tire ou qu'on le
presse fortement avec les doigts. Cette incommodité vient de plusieurs causes différentes.

Quelquefois, en voyageant pendant la
rigueur de l'hiver, le gland et le dessous
du prépuce touchent rudement un linge ou
un drap, et alors ils s'enflent l'un et l'autre.
Le prépuce se retrousse et ne peut être remis, quelque violence que l'on y fasse; si
bien que, dans cette occasion, il arrive assez souvent un étranglement de verge; ce
qu'un homme savant, dont la dévotion lui a
fait prendre une robe de pénitence, éprouva

l'année dernière avec un danger évident de perdre la vie.

Je ne saurois dire combien le froid cause de maux à la verge de l'homme. Si, dans le septentrion, on n'avoit soin de la conserver par des fourrures contre la rigueur du climat, les hommes de ces contrées finiroient bientôt par cette partie, au lieu de s'y multiplier. Le froid la fait souvent devenir dure comme une pierre, et elle demeureroit long-temps en cet état, si l'expérience ne nous avoit appris que le feu la faisoit ramollir et en faisoit diminuer la douleur, ainsi qu'il arriva à Georges de Transilvanie, au rapport de Smece.

Les jeunes gens qui ne sont pas accoutumés aux violens exercices de l'amour, sont quelquefois affligés du renversement du prépuce, qu'un peu d'eau fraîche et d'abstinence guérissent tout aussitôt; témoin le jeune homme de vingt-quatre ans que Fabrice de Hilden guérit de la sorte.

Mais si la pression et l'étranglement du gland ont des causes malignes, et si elles ont été produites par une conjonction impure, il ne faut pas en espérer une guérison si prompte et si heureuse; car la verge, qui est naturellement poreuse, étant enflée de sang et animée d'esprits, souffre aisément une impression pernicieuse que fait une courtisane corrompue, et elle est souvent affligée de maladies malignes.

Il me reste encore à parler d'une maladie qui arrive quelquefois dans le conduit commun de l'urine et de la semence, lorsqu'après un ulcère virulent il s'y engendre une caroncule et une chair mollette et baveuse. Bien que cette incommodité soit fort difficile à guérir, cependant je n'ai pas jugé à propos de la placer entre celles qui rendent un homme impuissant, puisqu'elle ne paroît pas incurable; car si Charles IX donna deux mille écus à un gentilhomme italien pour lui avoir communiqué un remède contre ce mal, on doit croire que cette maladie peut être guérie, puisque ce bon prince récompensa si magnifiquement celui qui lui en avoit donné le moyen.

Afin de ne rien passer sous silence qui puisse, en quelque façon, plaire au lecteur, j'ai bien voulu mettre ici ce remède, pour s'en servir dans l'occasion. On prendra trois onces de céruse, un denier de camphre et autant d'antimoine cru, demi-once de tutie

préparée avec de l'eau de rose, six drach-
mes de blanc rhasis sans opium, deux scrupules de mastic, autant d'encens, autant de
cendre de savonnier, et autant d'aloës, avec
une suffisante quantité d'huile rosat, pour
faire l'onguent un peu épais. Mais avant de
le faire, on préparera et on pulvérisera à
part toutes les choses que l'on doit pulvé-
riser, et on les passera par le tamis, pour
être plus disposées à entrer dans la composition du remède. Après cela, l'on en em-
barrassera le bout d'une bougie, dont on se
servira au besoin.

Ce remède est beaucoup plus souverain
et plus assuré que celui que l'on employa
pour un gentilhomme parisien qui étoit incommodé d'une pareille maladie; on ne lui
eut pas plutôt jeté dans la verge un remède
âcre, qu'une inflammation et une rétention
d'urine y survinrent, si bien qu'il ne vécut
guère après tous ces maux, comme nous le
fait remarquer Fabrice de Hilden, qui nous
enseigne qu'il ne faut presque point de remèdes âcres pour guérir les maux de la
verge.

Il naît quelquefois des verrues et des excroissances de chair sur le gland, qui vien-

I.   *

nent après des ulcères mal guéris, et qui empêchent la conjonction.

Pour guérir ces maladies, nous sommes souvent obligés de couper ces poireaux, et les faire ensuite cicatriser avec de la poudre de la pierre que l'on nomme calcite. Quelques-uns y appliquent le feu; ce que je ne voudrois faire que fort légèrement sur la peau de cette partie, parce que le membre viril étant de lui-même tout nerf, j'appréhenderois qu'il n'arrivât au patient ce qui arriva il n'y a pas long-temps à M. Brancaci, grand-prieur de Malte, qui s'étant fait appliquer un fer rouge au gros doigt du pied, qui est une autre partie du corps extrêmement nerveuse, mourut bientôt après par la douleur, par la fièvre et par la gangrène.

On a quelquefois bien de la peine à arrêter le sang des veines et des artères que l'on a coupés, dans les opérations que l'on a faites sur la verge d'un homme; et Fabrice de Hilden nous fait remarquer qu'un chirurgien ayant coupé une excroissance sur le gland d'un homme de quarante ans, cet homme perdit tant de sang pendant que le chirurgien faisoit chauffer un fer, que trois jours après il en mourut.

J'aimerois donc beaucoup mieux user du remède dont j'ai parlé ci-dessus, ou d'une forte décoction d'une tête de mort et de vitriol, qui arrête, comme par miracle, le sang des veines et des artères coupées, que de me servir du feu, par les raisons que j'ai alléguées ci-dessus. Ce fut sans doute le présent que fit le roi d'Angleterre, il y a quelques années, à M. le duc d'Estrées, vice-amiral de France, lorsqu'il étoit aux côtes de ce premier royaume, afin que s'il arrivoit dans l'armée navale, dont il avoit la conduite, quelques grandes pertes de sang, on pût les arrêter tout d'un coup par le moyen de ce remède.

ARTICLE III.

Des Maladies qui arrivent aux Parties naturelles de la femme, et qui peuvent être guéries.

LES parties naturelles des femmes ont des défauts aussi bien que celles des hommes; il s'en trouve d'incurables, qui seront remarqués au chapitre de la stérilité des hommes; il y en a d'autres que l'on peut corriger, et que je vais examiner.

Les filles sont trop larges, trop étroites, ou quelquefois presqu'entièrement fermées; il y en a qui ont les lèvres de leurs parties trop longues et trop pendantes, et qui ont encore d'autres défauts qui les empêchent de se joindre amoureusement à un homme.

La nature, qui est admirable dans tout ce qu'elle fait, a composé de membranes charnues le conduit de la pudeur des femmes, afin que ces parties s'élargissant comme il faut dans l'accouchement, elles puissent ensuite se rétrécir pour empêcher les incommodités qui en pourroient arriver, si elles demeuroient toujours ouvertes. Quelquefois, dans de fausses et de fâcheuses couches, elles ne se resserrent plus comme auparavant, après s'être extrêmement élargies, si bien qu'elles demeurent tellement lâches et ouvertes, qu'elles sont importunes aux femmes et désagréables à leurs maris.

C'est ce conduit que l'on trouve trop large dans quelques filles qui sont d'une taille avantageuse et d'une constitution sanguine, et qui avec cela ont la poitrine carrée, les flancs larges et la voix forte. Un homme qui aura la verge petite ou médiocre, et qui sera marié à une telle fille, ne pourra avoir aucun soupçon contre sa vertu, puisqu'à l'égard de son mari son défaut est naturel.

La médecine, qui trouve des remèdes presque pour toutes sortes de maladies, n'en manque pas pour celles-ci. Elle en fournit à une honnête fille, qui va se marier, afin d'ôter le soupçon que pourroit avoir son mari, de quelques prétendus désordres de sa vie; elle en communique encore à une femme qui a fait depuis peu de pénibles couches, pour n'être pas, dans la suite du temps, désagréable à son mari, pour conserver dans son ménage la paix et la tranquillité, et pour avoir un second enfant qu'elle n'auroit point si elle demeuroit dans l'état où elle se trouve maintenant.

Ces sujets étant raisonnables, l'on doit trouver bon que l'on use de nos remèdes pour un si juste motif. Je ne prétends point ici être l'auteur de l'abus que l'on en peut faire; mon dessein n'est pas de favoriser le crime, mais de guérir les maladies qui

affligent les femmes, et d'entretenir une
amoureuse complaisance parmi les personnes mariées : autrement, nous serions
réduits à retrancher de nos livres et de
notre pratique l'antimoine, le sublimé, le
réalgal et les autres poisons dont nous nous
servons tous les jours si heureusement pour
la guérison des maladies. Il me semble qu'il
suffit de faire son devoir en guérissant les
maladies qui se présentent, sans se mettre
beaucoup en peine des mauvaises inclinations de quelques personnes qui abusent de
ce qu'il y a de meilleur au monde.

Les femmes des régions chaudes pré-
viennent le défaut que nous avons marqué,
en se lavant les parties naturelles avec de
l'eau de myrte distillée, qu'elles aroma-
tisent avec un peu d'essence de gérofle, ou
avec quelques gouttes d'esprit-de-vin am-
bré, ou avec des décoctions astringentes.
Mais la décoction de grande consoude est
encore meilleure que tout cela, si nous en
croyons la femme dont parle Sennert, qui,
s'étant mise dans un bain que sa servante
avoit préparé pour elle-même, fut fort fa-
tiguée la nuit suivante par son mari, parce
qu'elle se trouva presque toute fermée.

Cette expérience n'est pas la seule : Bénivénius nous fait une semblable histoire sur
ce sujet, et nous en produirions quelques
autres, si l'on pouvoit douter de cette vérité.

On ne doit pourtant se laver de ces sortes
de remèdes que pendant sept ou huit jours
de suite, afin que les parties naturelles ne
deviennent pas trop étroites ; mais parce
que souvent elles s'élargissent beaucoup
après les règles, on pourra, cinq jours après
qu'elles auront entièrement cessé, s'en humecter encore pendant huit autres jours.

On doit avoir d'autres précautions pour
les femmes qui sont depuis peu accouchées,
car les vidanges de l'accouchement doivent
couler pendant un mois au moins, après
quoi on peut se laver avec les eaux que nous
avons proposées, mais avec une telle prudence, que les femmes ne deviennent pas
si étroites qu'elles puissent donner de la
peine à leurs maris, quand la passion les
obligera à éteindre leurs flammes ; car ces
remèdes agissent quelquefois avec tant de
force, qu'il s'est trouvé des femmes, si
nous en croyons Bénivénius, qui, par l'im-
prudence de leurs matrones, s'étoient la-

vées si souvent de ces sortes d'eaux, qu'elles s'étoient ensuite repenties d'avoir suivi les avis qu'on leur avoit donnés.

J'ai fait remarquer au chapitre précédent quelle peine on avoit pour dépuceler une jeune femme étroite; quelles douleurs on en ressentoit à la verge, et quelles enflures il y survenoit. La femme qui n'est guère ouverte n'a pas moins de douleur de son côté lorsqu'elle se joint à un homme qui a le membre assez gros, ou qui l'a même médiocre; toutes les parties délicates du conduit de la pudeur en sont déchirées, et, si l'on y prend garde avec beaucoup d'exactitude, il s'y engendre des ulcères qui ne donnent pas peu de peine à guérir. Si la femme de qualité que je guéris il y a quelques jours avoit caché son mal plus long-temps, sans doute qu'elle n'auroit pas été sitôt soulagée par le remède que je lui proposai. Il étoit fait de parties égales de litharge d'or pulverisée, de céruse et de corne de cerf brûlée, avec autant qu'il falloit de mucilage de semence de coin, extrait avec de l'eau de plantain. Après s'être ointe de cet onguent, et s'être ensuite lavée de temps en temps avec de l'eau de rose, elle se trouva entièrement guérie.

L'avis que je donne ici aux filles qui sont incommodées de tumeurs de rate et vapeurs, et qui sont encore extrêmement pâles, ne doit pas être méprisé. Elles doivent se souvenir de n'user pas souvent d'un remède fort commun, qui contribue beaucoup à la guérison de toutes ces maladies ; car bien que la limaille de fer ou d'acier ait des qualités apéritives, elle en a aussi d'astringentes qui resserrent tellement les filles qui s'en servent long-temps, qu'ensuite elles souffrent beaucoup les premières semaines de leur mariage, et sans doute que, pressées par la douleur, elles abandonneroient alors leur mari, si la bienséance et l'amour conjugal ne les en empêchoient. La fille du chaudronnier que je vis il y a deux ans n'auroit pas gardé toutes ces mesures avec son mari, si je n'avois donné ordre d'élargir ses parties naturelles par des décoctions de pieds de mouton, de cornes de cerf, de moëlle de bœuf, de racine de guimauve, de semence de lin, d'herbes aux puces bouillie dans de l'eau.

Le canal de la pudeur se trouve quelquefois presque tout fermé par les caroncules liées les unes aux autres par une membrane

I.   H

délicate, ou par une qui est quelquefois bien forte à déchirer. Dans cette première occasion, un homme se fait hardiment passage, quand il aime avec ardeur. Les membranes se déchirent aisément, et, par une perte de sang, elles donnent des marques d'une virginité perdue. C'est alors que l'on montre de la fenêtre des mariés à ceux qui passent, les linges tachés de sang, selon la coutume de quelques villes d'Espagne, où les Espagnols disent aujourd'hui en leur langue, *vergen la tenemos*.

On en fait presque de même aux royaumes de Fez et de Maroc, car après que le marié est entré dans sa chambre avec sa femme, et qu'il y a badiné la première nuit de ses noces, il y a une vieille femme qui attend à la porte pour recevoir de la mariée le linge sanglant, qui est la marque de sa virginité ravie : puis la vieille va le remettre aux parens qui sont encore à table, et elle crie à haute voix : *elle étoit encore pucelle jusqu'à aujourd'hui*. Que s'il ne se trouve point ce linge teint de sang, on renvoie la mariée chez ses parens avec déshonneur.

Mais si la membrane qui joint les caroncules est forte, dure, et presque cartilagi-

neuse, on a beau pousser, rien ne s'ouvre,
et l'on se perdroit plutôt que de forcer une
barrière qui est défendue avec tant d'opi-
niâtreté. Il n'y a point de meilleur remède
dans cette occasion que de prendre un bis-
touri courbé, et de couper la membrane
qui défend avec tant de résistance les ave-
nues du palais de l'Amour; et c'est ce que
Paré dit avoir fait dans une fille de dix-sept
ans, qui fut ensuite en état de se marier et
d'avoir des enfans.

Souvent les caroncules jointes, qu'on
nomme hymen, sont percées pour donner
passage aux humeurs qui sortent de la matrice et qui y entrent aussi quelquefois; et
il ne faut pas s'étonner s'il y a eu des femmes
qui ont conçu, ne pouvant même souffrir
d'homme, comme il arriva à Cornélia,
mère des Gracques, et comme il arrive encore tous les jours à plusieurs femmes de
l'Amérique méridionale, qui conçoivent
sans être ouvertes, mais aussi qui meurent
souvent en mettant un enfant au monde.

Ambroise Paré nous rapporte une histoire sur ce sujet, qui mérite d'être racon-
tée tout au long. Un orfévre, dit-il, qui
demeuroit à Paris sur le pont au Change,

épousa une jeune fille ; et parce que l'amour
est pour l'ordinaire violent dans les premières approches , ils·se pressèrent si fort
l'un et l'autre , qu'ils commencèrent tous
deux de se plaindre , l'un de ce que sa femme
n'étoit point ouverte , et l'autre que , dans
les caresses de son mari , elle souffroit une
douleur incroyable. Ils communiquèrent
leurs désordres à leurs parens, qui , agissant en cela avec prudence , firent appeler
dans la chambre des mariés, J. de la Noue
et le savant Saint-Pierre , docteurs en médecine, avec L. Hubert et F. de la Lourie,
chirurgiens. Tous quatre , d'une commune
voix , tombèrent d'accord qu'il y avoit une
membrane au milieu du conduit de la pudeur ; et ils en furent d'autant plus persuadés , qu'ils la trouvèrent dure et calleuse,
avec un petit trou au milieu, par lequel les
règles avoient accoutumé de couler, et par
lequel aussi étoit entrée la matière qui avoit
donné lieu à la grossesse de cette femme ;
car six mois après qu'elle eut été coupée ,
elle fit un bel enfant à son mari , qui se ré-
concilia ensuite avec elle.

Mais quand cette membrane n'est point
trouée , et que les règles sont sur le point

de paroître dans les jeunes personnes, je ne
saurois dire quels accidens funestes elles ne
causent point. On s'aperçoit tous les mois
de quelque dégorgement d'humeur, ou de
quelque extrême douleur de ventre; les filles
qui en sont incommodées souffrent de grandes défaillances, des vertiges et des épilep-
sies extraordinaires : le sang sort même pé-
riodiquement par les oreilles, par les yeux
ou par le nez, ainsi qu'il faisoit à une jeune
demoiselle de seize ans, qui aima mieux
vivre en langueur que de se faire couper
une membrane ferme et presque solide,
qui empêchoit l'épanchement de ses règles,
et qui, par ce moyen, la rendoit incapable
de la société d'un homme. La fille de vingt-
un ans, dont Jean Wier nous rapporte l'histoire, fut bien plus sage que cette autre,
car celle-ci ayant été estimée grosse par
toutes ses voisines, ce médecin justifia hautement son innocence, après lui avoir coupé une membrane dure qui s'opposoit à la
sortie de ses règles, si bien qu'après cela
elle en reçut le soulagement qu'elle en pouvoit espérer, et la réputation qu'elle avoit
perdue.

Pour empêcher la honte du divorce ou le

I.   *

hasard de mourir par la pudeur qui accompagne ordinairement le beau sexe, il faudroit que les pères fissent examiner toutes leurs filles à l'âge de neuf ans, afin de remédier d'abord à toutes les difficultés qui s'opposent à l'épanchement des règles et aux caresses des hommes. Ce seroit un moyen assuré d'éviter les accidens qui en peuvent arriver ; et parce que la pudeur des filles n'est pas, en cet âge-là, dans son plus haut degré, il seroit alors aisé de les guérir, au lieu de les abandonner à une mort certaine, à une éternelle solitude, ou à une infirmité déplorable.

Les excroissances qui viennent au canal de la pudeur, par une conjonction impure, peuvent être guéries, mais avec quelques difficultés. Dans ces sortes de maladies, on commence la guérison par les remèdes que nous appelons généraux, on la continue par les sueurs et la salivation, et on l'achève en coupant et en brûlant la chair baveuse qui embarrasse le conduit de la pudeur.

Les femmes ne peuvent encore souffrir leurs maris, si leurs parties naturelles sont ulcérées et garnies de fentes, si les hémorroïdes de la matrice et du siége les incommodent, et si une tumeur ou une pierre presse fortement le col de la vessie et le conduit de la pudeur, comme il arriva à Dyseris, dont Hippocrate nous rapporte l'histoire, qui pendant sa jeunesse ne pouvoit souffrir la compagnie d'un homme.

Les remèdes qui sont propres à combattre toutes ces maladies sont fort aisés à trouver, et sans m'y arrêter à dessein, on doit seulement se ressouvenir que les ulcères et les fentes de la matrice n'en demandent pas d'âcres, mais de doux et de benins.

Les lèvres et les nymphes des parties naturelles des femmes deviennent quelquefois si longues et si pendantes, qu'il est impossible alors qu'un homme en puisse approcher. Ces sortes d'accidens arrivent souvent aux Africaines, si l'on en croit Léon d'Afrique, qui nous rapporte que ces incommodités sont si communes dans les régions du midi, qu'il y a des hommes qui, allant par les rues des villes de ces contrées-là, crient à haute voix : *Qui est-ce qui veut être coupée?* De même, dans ces pays-ci, il y a des hommes qui font connoître, par leur sifflet, l'habitude qu'ils ont à couper les chevaux, à bistourner les veaux, et à travailler enfin sur les parties génitales des autres animaux.

La honte qu'ont quelquefois nos femmes françaises, lorsque les replis de la peau de leurs parties naturelles sont excessifs en longueur, les empêche de s'exposer à un chirurgien pour se les faire couper, comme font les vierges égyptiennes avant que de se marier. Ces nymphes allongées sont si véritables, que dans l'empire du Prêtre-Jean, où l'on circoncit les femmes aussi bien que les hommes, l'on en fait une cérémonie.

Bien que le conduit de la pudeur soit naturellement un peu tortu, comme je l'ai déjà dit, il ne laisse pas d'être disposé à recevoir la verge d'un homme ; et c'est par cette figure qu'il la presse agréablement, et qu'il lui donne tant de chatouillement dans la copulation. Cependant, s'il est excessivement tortu, ou par l'abstinence de la compagnie d'un homme, ou par les agitations continuelles qu'il souffre dans les suffocations, ou enfin par quelque autre cause que ce soit, il n'est point alors en état de souffrir un homme. La femme y ressent trop de douleur quand on la presse, et elle a même de la répugnance pour ce qui plaît à toutes les autres.

Cette maladie n'est pas toujours incurable ; et les femmes que nous pensons bien souvent ne pouvoir être guéries, ne sont intraitables que par leur pudeur ou par notre ignorance. Tous les médecins de France ne purent autrefois guérir une des plus grandes princesses du monde, qui étoit incommodée de ce défaut, il n'y eut que Fernel qui assura le roi des plus glorieux de son temps de la guérison de la reine. Après avoir donc connu exactement la cause de sa stérilité, il pria le roi de coucher avec elle, lorsque le conduit de la pudeur seroit humecté et élargi par les règles qui seroient sur le point de cesser, ce qui réussit si bien, qu'après dix ans de stérilité, la reine donna à cet invincible monarque cinq ou six enfans, qui valurent dix mille écus chacun à ce savant médecin.

SECONDE PARTIE.

CHAPITRE PREMIER.

ARTICLE PREMIER.

Eloge de la Virginité.

JE ne suis pas du sentiment de ces héré-
tiques qui préféroient le mariage à la virginité, et qui comparoient le premier à un
arbre tout chargé de fruits, que le jardinier
veut conserver, et la seconde à un autre
arbre stérile, comme étoit le figuier de
l'Ecriture, qui fut maudit et ensuite jeté au
feu, comme indigne d'occuper une place
sur la terre, et comme l'objet de l'indigna-
tion de son maître.

Entre tous les états de la vie, la virginité peut être comptée le premier. La difficulté qu'on a de résister à la nature est assurément l'une des choses qui le rend plus

recommandable dans le monde, où il est
l'ornement des mœurs, la sainteté des sexes,
le lien de la pudeur, la paix des familles et
la source des plus saintes amitiés.

C'est une belle fleur conservée chèrement
dans un jardin muré de toutes parts. Elle
est inconnue aux bêtes, et il n'y a point de
fer qui l'ait blessée en la cultivant ; un air
favorable l'évente, une chaleur tempérée
la conserve, et une douce pluie l'arrose et
la fait croître : tous les jeunes gens la dé-
sirent avec passion ; mais ils ne l'ont pas
plutôt cueillie, qu'ils la méprisent.

C'est de cette façon que je puis dire, avec
Catulle, qu'une fille est chérie de tous ses
amis quand elle garde sa virginité ; mais
elle ne l'a pas plutôt laissé prendre, qu'il
ne se trouve pas même des enfans qui la re-
gardent, ni de filles qui la reçoivent dans
leur société.

Ce ne sont pas seulement les Chrétiens
qui ont eu la virginité en vénération ; les
Païens et les Barbares même ont eu pour
elle une estime toute particulière.

Autrefois les Romains lui firent bâtir un
temple, et élever une statue qu'ils appe-
loient *Bucca veritatis*. Cette statue déci-

doit de la virginité ou de l'infamie des filles :
témoin la fille du roi de la Volatère, qui,
après lui avoir mis le doigt dans la bouche,
n'en fut pas mordue, et ainsi se justifia de
l'injure qu'une vieille femme avoit faite à
sa pudicité. Il n'en arriva pas de même, à
ce qu'on dit, à l'égard d'une autre qui, étant
accusée du même crime, eut le doigt em-
porté par la bouche de la statue.

On sait encore quelle vénération ont eu
ces mêmes peuples pour les vierges vestales,
et le fameux édit que l'empereur Tibère fit
publier. La fille de Séjan, qui n'avoit pas
encore atteint l'âge de puberté, fut déflorée par le bourreau avant que d'être étran-
glée, pour ne pas faire déshonneur à la virginité.

Les poëtes nous ont aussi marqué de leur
côté quelle estime ils en faisoient, et leur
ouvrage nous apprend que Daphné, chan-
gée en laurier, ne peut aujourd'hui souffrir
le feu sans se plaindre, comme autrefois elle
ne pouvoit souffrir le feu impudique de la
concupiscence.

Les théologiens et les médecins considèrent la virginité d'une manière toute différente.

Les premiers disent qu'elle est une vertu de l'âme, qui n'a rien de commun avec le corps ; qu'on a beau baiser amoureusement une fille, elle ne perd pas pour cela sa virginité, à moins qu'elle n'y consente.

Les médecins, au contraire, pensent que la virginité est un bien et un assemblage naturel des parties d'une fille qui n'a pas été corrompue par l'approche d'un homme.

Mais, quoi qu'il en soit, nous n'examinerons ici que cette virginité matérielle, pour parler ainsi, afin que ceux qui sont assis sur les fleurs de lis, et qui ont la gloire de juger tous les jours les différens des hommes, en soient pleinement instruits. Ils doivent savoir si on accuse injustement une fille d'avoir été violée, si une femme se plaint à tort d'être mariée à un homme impuissant, et enfin si l'innocence d'un homme est véritable, lorsqu'il veut se justifier de l'infamie ou de la lâcheté qu'on lui impute.

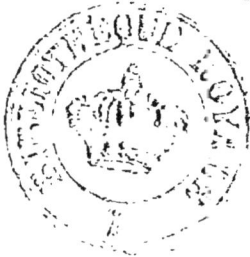

ARTICLE II.

Des Signes de la Virginité présente.

LES matrones, que l'usage a rendues arbitres de la virginité des filles et de la chasteté des femmes, ont des lumières trop foibles sur cette matière pour en décider. On doit être éclairé dans l'anatomie plus qu'elles ne le sont, pour faire des rapports aussi justes et aussi véritables que ceux qui sont la cause du crédit et de la réputation des juges de l'honneur des filles et des femmes, de la justification d'un mari, et du repos de la société humaine.

Il faut donc examiner soigneusement toutes les marques de la virginité, afin de conserver l'honneur aux filles à qui on veut le ravir, et de donner de la confusion à celles qui veulent le conserver sans justice.

Je ne m'arrêterai point ici à toutes les marques extérieures dont se servoient les anciens pour connoître la virginité. L'oracle du dieu Pan, l'insensibilité pour le feu, les eaux amères des Hébreux, la fumée de quelques plantes ou de quelques pierres, ou enfin la mesure du col de la fille, sont des signes trop incertains, du moins dans le siècle où nous sommes. pour former là-dessus de véritables jugemens. La dureté de la gorge, la dureté des mamelons, et le rouge que la pudeur fait paroître sur le vi-sage des filles, ne sont pas des signes plus assurés que les précédens.

La virginité est plus difficile à connoître qu'on ne croit; il faut bien d'autres artifices que ceux-là pour être véritablement persua-dé de la pudicité d'une fille. Quand nous aurions autant de soin à les chercher, cha-cun en particulier, qu'en a encore présen-tement le grand-duc de Moscovie, pour choisir une vierge, je crois que nous aurions bien de la peine à y réussir : car le poil frisé et recoquillé des parties amoureuses, le conduit de la pudeur fort humide et fort ouvert, des nymphes flétries et décolorées, l'absence de l'hymen, l'orifice interne de a matrice fort élargi et décolé, le change-ment de voix, tout cela n'est point une marque évidente de la prostitution d'une ille.

Celles qui montent à cheval à l'italienne,

qui commencent à avoir leurs règles, ou
qui les ont actuellement, celles qu'une maladie afflige il y a déjà long-temps, et celles
enfin qui n'ont point naturellement d'hymen
ni de membranes qui lient les caroncules
de leurs parties les unes aux autres, ne sont
pas moins chastes ni moins pudiques, pour
avoir des marques contraires à celles dont
on se sert le plus souvent pour connoître la
virginité des filles. La servante dont Aquapendens nous fait l'histoire, qui n'avoit pu
être déflorée par tous ses écoliers, et une
autre jeune femme d'un orfévre de Paris,
dont parle Paré, qui devint grosse sans que
l'hymen fût déchiré, n'étoient pas plus vierges l'une que l'autre, quoiqu'elles eussent
des marques de virginité.

Il est donc vrai, ainsi que nous l'assurent
Riolan et Pinay, qu'il n'y a rien dans toute
la médecine de plus difficile à connoître
que la virginité, et que même, selon la
pensée de Cujas, il est presque impossible
d'en avoir des marques assurées. Il n'est
point d'industrie ni de remèdes que les filles
n'inventent pour dissimuler la perte qu'elles
en ont une fois faite; et s'il est impossible,
selon le sentiment d'un grand roi, de con-

noître dans la mer le chemin d'un vaisseau, dans l'air celui d'un aigle, sur un rocher celui d'un serpent, il sera aussi impossible de découvrir le chemin que fait un homme quand il presse amoureusement une fille.

Si Esope avoit de la peine à répondre de la virginité d'une fille qu'il avoit incessamment devant les yeux, aurions-nous plus de certitude de l'assurer dans une autre que nous ne verrions que fort rarement.

Le meilleur expédient pour conserver la pudicité des filles, selon la distinction qu'en font les médecins, et pour en être bien assurées, ce seroit de coudre leurs parties naturelles dès qu'elles sont nées, ainsi que Pierre Bembo dit qu'on fait aux vierges africaines. Mais parce que cette coutume n'est pas usitée en France, il faut que l'éducation, la sagesse et la pudeur s'opposent à la passion amoureuse des filles, que la nature, la santé et la jeunesse leur font naître à tous momens, et qu'avec cela elles conservent encore leur virginité par un don du ciel, que Dieu ne fait qu'à celles qui lui plaisent

I.

ARTICLE III.

Des Signes de la Virginité absente.

L'ORACLE que Phéron, roi des Egyptiens, interrogea sur son aveuglement, lui répondit que, pour être guéri, il devoit se laver les yeux avec de l'urine d'une vierge, ou d'une femme qui se contentât des caresses de son mari. Ce remède ne se trouva pas chez lui, et si la fille d'un jardinier ne le lui eût donné, je crois qu'il eût attendu long-tems avant que de recouvrer la vue; la virginité et la chasteté étant alors quelque chose de fort rare.

Quoi que nous ayons dit à l'article précédent qu'il n'y avoit rien de si difficile à connoître que la virginité présente, il y a cependant quelques médecins qui se persuadent qu'il y a des signes et des conjectures qui nous peuvent faire découvrir l'absence de la virginité; car si la défloration vient d'être commise, si l'homme qui en est l'auteur est bien fourni de ses parties, et enfin si la fille est naturellement étroite; il n'y a rien, à ce qu'ils disent, de plus aisé à connoître que la perte de sa virginité.

Les lèvres et les nymphes de ses parties naturelles, toutes rouges de sang et toutes enflées de douleur, sont des témoins irréprochables de son impudicité. Il n'y a plus de liaison dans ses parties amoureuses, et à la voir marcher, elle porte le pied d'une certaine façon, qu'à moins qu'elle ne s'observe exactement, on s'apercevra qu'elle s'est mal conduite.

Mais si on attend quelque temps à chercher des marques de sa défloration, tout est réuni, et tout semble naturel chez elle. On ne connoîtra rien dans ses parties qui puisse la faire soupçonner d'avoir pris des plaisirs illicites. La nature, d'un côté, travaille incessamment à rétablir les parties divisées ou élargies ; et l'on n'auroit jamais soupçonné de lasciveté la fille des Tobinambous, que Riolans trouva si étroite en la disséquant. L'artifice, d'un autre côté, étreint tellement ces parties, qu'il n'y a qu'un autre artifice qui en découvre la fourberie.

Mais il est incomparablement plus difficile d'asseoir un jugement assuré d'une grosse et grande fille de vingt-cinq ans, qui a passé quelques nuits entre les bras d'un homme assez mal fourni de ses pièces, bien qu'ils se soient souvent baisés ; cependant, si on la visite le lendemain, on ne trouvera pas un grand changement dans ses parties naturelles, et il seroit même impossible de juger par-là de sa défloration. Pour peu d'effronterie qu'ait la fille, elle fera comme la femme dont parle Salomon, qui se lave la bouche après avoir mangé, et qui fait ensuite des sermens exécrables qu'elle n'a goûté de rien.

L'examen qu'on doit faire des hommes, dans cette occasion, est quelque chose de fort considérable, pour fait de violement d'une fille ; car il s'en est trouvé de si impudentes, qu'elles ont accusé des hommes innocens. Marie-Françoise Gismode en usa de la sorte à Rome envers Etienne Nocetti, qui, après avoir montré aux juges ses parties naturelles, pour se justifier de l'affront qu'on lui faisoit, fut absous par la Rote, et renvoyé avec dépens.

L'on croit que le sang qui s'épanche la première nuit des noces, et que le lait qu'on trouve dans les mamelles d'une fille, sont des marques manifestes de la perte de sa virginité. C'est pourquoi Moïse commande aux Juifs de garder soigneusement les linges qui avoient servis la première nuit aux mariés, afin de disculper un jour la femme à l'égard de son mari. Ce que l'on observe encore aujourd'hui dans les royaumes de Fez et de Maroc, si nous en croyons les historiens. Le lait ne peut couler du sein d'une fille qu'elle n'ait auparavant conçu dans ses entrailles, et l'on ne doit pas appeler vierge celle qui donne à teter à un enfant.

Mais l'on me permettra de dire que le sang et le lait ne sont pas toujours des marques d'une fille prostituée ; car une grande et grosse fille qu'on marie avec un petit homme, n'est pas moins pucelle pour ne répandre point de sang la première nuit des noces, et le sang qui coule des parties naturelles d'une autre fille n'est pas non plus un signe de sa vertu ; l'article faisant quelquefois paroître un sang étranger, qui auroit été auparavant mis dans une petite vessie de mouton, et renfermé adroitement dans le conduit de la pudeur.

Si le sang des règles cesse de couler à une fille, ce sang, remontant aux mamelles, se

change en lait, selon le sentiment d'Hippocrate; et la petite fille dont Alexandre Benoît nous fait l'histoire, qui fut stérile toute
sa vie, donna des marques de prostitution
depuis son enfance, si le lait est un signe
assuré d'une mauvaise conduite. Mais ce
qui est encore le plus remarquable sur ce
sujet, c'est que le Syrien du même Benoît,
et le soldat Benzo de Cardan, avoient tous
deux du lait, bien qu'ils fussent des hommes
robustes.

A l'orient de l'Afrique, du côté de Mo-
zambique et du pays des Cafres, si nous
en croyons les historiens, plusieurs hommes nourrissent leurs enfans du lait de leurs
mamelles, et pour prouver ceci par un
exemple familier; j'ai demeuré plus de quarante ans à Paris avec un honnête homme,
médecin, qui s'appeloit Roénette. Il étoit
sanguin de tempérament, et il étoit âgé
d'environ trente ou trente-cinq ans. Quand
il se pressoit la mamelle et le mamelon, il
en faisoit sortir des cuillerées d'une humeur
blanchâtre et laitée, qui eût pu sans doute
nourrir un enfant, si elle eût été sucée.

Sur cela, l'on n'a qu'à lire Théophile
Bonnet, à la page cent soixante-trois, qui

nous fournit plusieurs histoires d'hommes et de filles vierges qui ont eu du lait : mais sans aller si loin mendier des preuves de ce que je dis, une histoire fameuse arrivée en la ville de la Rochelle, est seule capable de convaincre sur cela les plus opiniâtres.

L'an 1670, madame la Perère, fille de M. Despérence, capitaine au Fort de la Pointe du Sable, à Saint-Christophe, fut obligée de s'embarquer pour venir en France au mois d'avril de la même année, afin d'éviter les désordres d'une guerre qui s'allumoit entre les Français et les Anglais de cette île. Elle amena avec elle trois négresses ; une vieille, l'autre âgée de trente ans, et la dernière de seize ou dix-huit, qu'elle avoit élevée chez elle dès son bas âge. Cette dame, qui avoit une petite fille de deux mois à la mamelle de sa nourrice, s'embarqua précipitamment avec son enfant, croyant que sa nourrice s'étoit embarquée auparavant, selon qu'elle lui avoit promis. Mais après avoir mis à la voile, et n'ayant point trouvé sa nourrice, qui étoit volontairement demeurée à terre, elle fut obligée de nourrir son enfant avec un biscuit, du sucre et de l'eau, dont elle faisoit

une soupe. Cet enfant ne se contentoit pas
de cet aliment : elle incommodoit par ses
cris tout l'équipage, principalement pendant la nuit. Pour cela, on conseilla à la
mère de faire amuser son enfant au teton
de la négresse, son esclave ; mais l'enfant
ne l'eut pas plutôt tetée pendant deux jours,
qu'elle lui fit venir suffisamment de lait
pour se nourrir.

Après deux mois de traversée, cette
dame arriva en cette ville avec son enfant, grosse et grasse ; et au mois de mars
suivant elle s'embarqua pour Saint-Christophe, avec son enfant de treize mois, qui
avoit toujours été nourri par le lait de la
négresse vierge.

Après tout ce que nous venons de dire,
nous devons croire qu'il n'y a point de marque assurée de la virginité, ni du violement
d'une fille ; que tous les signes dont nous
avons parlé sont presque toujours équivo-
ques et incertains, à moins qu'on n'usât de
conjectures évidentes, ainsi que font aujourd'hui les jurisconsultes, qui remarquent tout quand il est question de juger
de l'impudicité d'une fille. Ils observer
jusqu'à la rencontre des yeux, aux sourir

aux rendez-vous, aux familiarités, aux collations, aux habits, aux visites particulières ; en un mot, ils nous font remarquer ce que l'on peut connoître de plus secret entre deux amans. Mais, après tout, ils ne savent pas encore certainement la vérité.

Il n'y a donc rien, je le dirai encore une fois, de si difficile à connoître que la virginité, puisque même une femme grosse, si nous en croyons Severin Pinay, peut en avoir toutes les marques. A moins qu'une fille n'ait été trouvée entre les bras d'un homme, et qu'on ne l'examine au même instant, il n'y a guère moyen de connoître la défloration ; car si l'on attend quelque temps, tous les signes qui l'accuseroient alors ne paroîtront plus, et l'on n'oseroit, sans lui faire injustice, la taxer d'impudicité. Si bien que je conclus hardiment que, puisque la nature ou l'artifice peut cacher aux yeux des plus savans médecins et des plus adroites matrones les marques de la virginité, on ne peut, avec certitude, connoître véritablement la défloration ou le violement d'une fille.

Quoique cela soit très-véritable, néanmoins les règlemens de Paris ordonnent que

I. K

les matrones jurées de cette ville-là fassent leur rapport de violement pardevant le Prévôt de ladite ville, qui doit le recevoir, pour rendre justice à qui il appartiendra.

Et afin qu'il ne manque rien à la curiosité de ceux qui liront ce traité, j'ai bien voulu décrire ici un rapport de matrones, que l'on m'envoya de Paris il y a quelques années.

Nous, Marie Meiran, Christophlette Reine, et Jeanne Portepoulet, matrones jurées de la ville de Paris, certifions à tous qu'il appartiendra, que le 22 d'octobre de l'année présente, par ordonnance de M. le Prévôt de Paris, en date du 15 de cedit mois, nous nous sommes transportées dans la rue de Dampierre, dans la maison qui est située à l'occident de celle où l'écu d'argent pend pour enseigne, une petite rue entre deux, où nous avons vu et visité Olive Tisserand, âgée de trente ans ou environ, sur la plainte par elle faite en justice contre Jacques Mudont, bourgeois de la ville de la Roche-sur-Mer, duquel elle a dit avoir été forcée et violée, et le tout vu et visité au doigt et à l'œil, nous avons trouvé qu'elle a les tetons dévoyés, c'est-à-dire, la gorge flétrie;

Les barres forcées, c'est-à-dire l'os pubis ou bertrand ;

Le lipion recoquillé, c'est-à-dire le poil ;

Le pouvant débiffé, c'est-à-dire la nature de la femme qui peut tout ;

Les balumans pendans, c'est-à-dire les lèvres ;

Le lipendis pelé, c'est-à-dire les bords des lèvres ;

Les baboles abattues, c'est-à-dire les nymphes ;

Les halerons démis, c'est-à-dire les caroncules ;

L'antechenat retourné, et la corde rompue, c'est-à-dire les membranes qui lient les caroncules les unes aux autres ;

Le barbideau écorché, c'est-à-dire le clitoris ;

Le guilboquet fendu, c'est-à-dire le col de la matrice ;

Le guillenard élargi, c'est-à-dire le conduit de la pudeur ;

La dame du milieu retirée, c'est-à-dire l'hymen ;

L'arrière-fosse ouverte, c'est-à-dire l'orifice interne de la matrice :

Le tout vu et visité, feuillet par feuillet,

nous avons trouvé qu'il y avoit trace de..... et ainsi nousdites matrones, certifions être vraies, à vous, M. le Prévôt, au serment qu'avons fait à ladite ville. Fait à Paris, le 25 octobre 1672.

Si les matrones de France avoient soin d'assister aux anatomies des femmes, que l'on fait publiquement aux écoles des médecins, comme font celles d'Espagne, je suis assuré qu'elles ne donneroient pas des attestations fabriquées de la sorte ; car si je voulois prendre la peine d'en examiner les parties, je ferois voir que les signes dont elles se servent pour prouver le violement d'une fille, sont la plupart très-faux ou très-légers, et qu'ainsi il ne faut jamais s'en fier à ces femmes, quand il est question de juger de l'honneur et de la virginité d'une fille.

Ce n'est pas seulement en Espagne que les sages-femmes sont instruites sur ce qu'elles doivent faire dans les accouchemens ; j'apprends de Théophile Bonnet, qu'en 1673, le roi de Dannemarck fit une ordonnance par laquelle il étoit enjoint aux matrones d'assister aux dissections des femmes que faisoit le sieur Stenon, docteur en médecine et professeur en anatomie, dans les écoles de médecine de Copenhague, afin de s'instruire de leur profession. Et Bertolen le jeune nous assure aussi que le même roi avoit ordonné que les députés de la faculté de médecine de la même ville interrogeroient les sages-femmes avant que de les admettre à l'exercice de leur profession.

La sage-femme de Rachel, dont parle Moïse avec éloge; Satyra et Salpe, que Pline loue tant, étoient sans doute mieux instruites dans leur métier que celles-là, puisqu'elles se sont attirées les louanges de ces deux grands hommes. Elles ne les auroient sans doute pas méritées, si elles eussent été aussi ignorantes que celles qui certifièrent qu'une femme n'étoit pas grosse parce qu'elle étoit réglée, et qui furent la cause, par leur ignorance, qu'elle fut pendue à Paris, en 1666, avec son enfant de quatre mois, qu'elle avoit dans ses entrailles.

Par ce que nous avons dit ci-dessus, que l'artifice découvroit les ruses dont les filles usoient pour paroître vierges lorsqu'elles ne l'étoient pas, il me semble que, pour

I.   *

ne laisser rien échapper qui puisse servir à
la curiosité du lecteur, nous devons examiner ici les moyens qui servent à découvrir la virginité fardée ; car souvent les filles
font parade d'une vertu qu'elles n'ont pas,
et se persuadent même qu'il est impossible
de connoître ce qu'elles ont perdu en secret.
Pour les détromper dans cette occasion, on
fera un demi-bain de décoction de feuilles
de mauve, de seneçon, d'arroche, de bran-
ches ursines, etc., avec quelques poignées
de graines de lin et de semence d'herbes aux
puces. Elles demeureront une heure dans
ce bain, après quoi on les essuiera, et on
les examinera deux ou trois heures après le
bain, les ayant cependant fait observer de
bien près. Si une fille est pucelle, toutes ses
parties amoureuses seront pressées les unes
aux autres ; mais si elle ne l'est point, elles
seront lâches, mollettes et pendantes, au
lieu de ridées et resserrées qu'elles étoient
auparavant, lorsqu'elle vouloit nous en im-
poser.

CHAPITRE II.

*S'il y a des remèdes capables de rendre
la virginité à une fille.*

Saint Jérôme écrivant à une fille dévote
que l'on appeloit Eustachion, et lui inter-
prêtant ce beau passage de l'Ecriture : « La
» vierge d'Israël est tombée, il n'y a per-
» sonne qui la puisse relever » dit, dans
une autre langue, ces mêmes paroles : « Je
» vous dirai hardiment, ma chère fille, que
» bien que Dieu soit tout-puissant, il ne
» peut pas toutefois rendre la virginité à
» une fille qui l'aura une fois perdue ; il
» peut bien lui pardonner son crime, mais
» il n'est pas en son pouvoir de lui rendre
» la fleur de la virginité qu'elle s'est laissé
» ravir. »

En effet il n'y a point de remède que nos
médecins aient pu inventer, ni d'artifices
que nos courtisanes aient pu pratiquer, qui
la puissent faire renaître. C'est une vertu
qui s'éclipse une fois dans la vie, et que

l'on ne voit plus reparoître. C'est une liaison de parties qui, étant une fois séparées, ne se réunissent jamais comme elles étoient auparavant.

Parce qu'il n'y a point de signe qui la puisse clairement découvrir, il n'y a point de remède qui la rétablisse quand elle est une fois perdue. Nous avons bien le pouvoir de les imiter, et de faire une vierge masquée, pour ainsi dire; mais nous ne pouvons remettre le naturel, qui est quelque chose de plus cher et de plus précieux.

J'ai été long-temps à me déterminer, savoir, si un médecin devoit écrire ouvertement sur ces sortes de matières; mais après y avoir fait de sérieuses réflexions, j'ai été obligé, par de puissans motifs, à faire ce chapitre; car le mépris et l'infamie que peut encourir une fille innocente qui se marie, lorsqu'elle est naturellement trop ouverte, et une autre qui, par fragilité, s'est laissée aller aux persuasions d'un homme qui l'a trompée, sont de fortes raisons pour ne pas me taire sur ce chapitre. La paix des familles et la tranquillité de l'esprit d'un mari sont presque toujours rétablies par les remèdes que nous avons dessein de proposer; c'est par eux encore que la vérité licite du mariage est fomentée ; car il s'est vu des femmes qui ne pouvoient avoir des enfans que par les remèdes que je proposerai dans la suite de ce discours.

Les hommes, pour parler en général, n'estiment la virginité d'une fille que par l'ouverture étroite de ses parties naturelles, par la polissure de son ventre et par la rondeur de sa gorge. Souvent ils ne se mettent guère en peine de quelques gouttes de sang qui doivent couler dans les premières caresses du mariage, et ils ne vont pas examiner tous les signes que nous avons rapportés au chapitre précédent, pour être assurés de la virginité des filles qu'ils épousent ; il suffit que leurs femmes aient les trois qualités que nous avons remarquées ci-dessus, pour être bien reçues auprès d'eux. Si elles sont trop ouvertes, ou qu'elles aient la gorge trop lâche et trop mollette, quand elles seroient des Agnès, le chagrin les prend aussitôt, et la passion insensée que l'on appelle jalousie s'empare en même temps de leurs esprits, et leur fait soupçonner des choses infâmes dont ces femmes sont tout-à-fait innocentes.

Pour éviter tous ces désordres, qui ne sont que trop fréquens dans le monde, et qui ne troublent que trop tôt la tranquillité du mariage, je rapporterai ici des remèdes qui mettent à couvert les filles et les femmes des mauvais préjugés que l'on pourroit avoir pour elles. Les premières s'en pourront servir lorsqu'elles auront les mamelles trop pendantes; que d'ailleurs, par foiblesse, elles se seront abandonnées à leurs passions indiscrètes, et qu'elles auront été mères avant que d'être mariées. Les autres en pourront user pour plaire à leurs maris, et pour faciliter la conception dans leurs entrailles.

J'avoue que l'on peut abuser de ces remèdes comme des choses les plus excellentes du monde; mais on ne sauroit pourtant blâmer la nature qui permet que le soleil échauffe la terre aussi bien pour les aconits et pour les colchiques, que pour les dictames et les gentianes.

S'il se trouve donc qu'une fille naturellement étroite ait accouché secrètement, et qu'elle veuille ensuite se marier sans que son mari puisse s'apercevoir de sa foiblesse passée, le meilleur remède que je lui puisse donner dans cette occasion, c'est qu'elle soit chaste et pudique quatre ou cinq ans avant son mariage; qu'elle ne s'échauffe point l'imagination d'amourettes, par des danses, des conversations et des lectures impudiques, et qu'elle vive enfin dans la modestie qui est bienséante aux filles qui se repentent : je lui promets que son mari la prendra pour pucelle, et qu'il ne croira jamais avoir été trompé; car si l'on fait réflexion sur l'histoire que nous avons rapportée au chapitre précédent, d'une fille de vingt-cinq ans, du pays de Topinambous, nous n'aurons pas de peine à nous persuader que le remède que je conseille ici ne soit le meilleur de tous ceux que l'on pourroit mettre en usage.

La vapeur d'un peu de vinaigre, où l'on aura jeté un fer ou une brique rouge, la décoction astringente de gland, de prunelles sauvages, de myrte, de roses de Provins et de noix de Chypre, l'onguent astringent de Fernel, les eaux distillées de myrte, sont tous des remèdes qui resserrent les parties naturelles des femmes qui sont trop ouvertes.

Pour remédier à ce défaut, quelques médecins veulent que l'on jette dans la matrice un lavement astringent, fait de décoction des choses que nous avons proposées ci-dessus ; mais je ne conseille pas l'usage de ce remède, à moins qu'une femme n'ait fait de fâcheuses couches, et qu'elle ne soit toute ouverte par les efforts qu'elle y auroit soufferts ; autrement ces liqueurs astringentes pourroient causer des douleurs et des tranchées insupportables, si elles étoient une fois renfermées dans ces parties-là, et qu'elles n'en pussent sortir, ainsi que l'expérience me l'a quelquefois fait connoître.

Ne seroit-il pas permis à une fille, qui a passé quelques années de sa vie dans les voluptés illicites, de rassurer, le premier jour de ses noces, l'esprit de son mari, en prenant un peu de sang d'agneau, qu'elle auroit fait sécher auparavant, et en le mettant dans le conduit de la pudeur, après en avoir formé deux ou trois petites boules ? Ne lui seroit-il pas permis, dis-je, pour conserver la paix dans sa famille, de faire tous ses efforts pour paroître sage à l'égard de son mari.

Mais l'envie de paroître pucelle va quel-

quefois jusque-là même, que l'on ne craint
point de s'exposer aux douleurs les plus cuisantes ; car il s'est souvent trouvé des courtisanes qui se sont ulcérées les parties naturelles pour être estimées vierges, quand
elles ont voulu se lier licitement avec un
homme.

Le ventre est quelquefois si défiguré de
rides et de cicatrices après un accouchement, que celles que l'on estime filles n'o-
sent se marier à cause de ces défauts ; cela
les oblige souvent à mener une vie débauchée, et à passer le reste de leurs jours dans
des voluptés illicites. Les femmes même
ont de la honte de se laisser voir en cet état
à leurs maris, et ainsi quelquefois elles se
privent des douceurs du mariage, et de la
naissance de plusieurs enfans.

Afin donc que ces filles puissent abandonner leur façon de vivre déshonnête et
impudique, et qu'elles se marient avantageusement, que les femmes n'aient plus de
scrupules dans le mariage, je veux bien
écrire ce que j'ai appris d'un médecin, le
plus fameux de toute l'Italie.

On prendra quarante pieds de mouton,
dont on brisera les os, et après les avoir fait

bouillir dans une suffisante quantité d'eau,
l'on prendra avec une cuiller ce qui nagera
pardessus, à quoi l'on ajoutera deux gros
de sperme de baleine, deux onces de graisse
fraîche de pourceau femelle, autant de
beurre frais sans sel; on fera fondre tout
cela dans un pot de terre vernissé, et après
que l'onguent sera refroidi, on le lavera
avec de l'eau rose jusqu'à ce qu'il blan-
chisse; on le mettra ensuite dans une boîte
de verre, pour en user selon la nécessité.

Après que la personne se sera servie de ce
remède, elle s'appliquera sur le ventre une
peau de chien ou de chèvre, préparée de
cette façon, que l'on appelle peau d'occagne:
on prendra deux onces de chacune de ces
huiles, savoir, d'amandes douces, de mille-
pertuis, de myrte; on les lavera avec de
l'eau-rose; et après avoir été ainsi prépa-
rées, on en oindra une de ces peaux parfu-
mées, que l'on apporte ordinairement d'Espagne ou d'Italie; on la laissera humecter
pendant toute une nuit, et le lendemain on
la frottera fortement entre les mains, pendant une heure; et après l'avoir ensuite,
pendant deux jours entiers, exposée à l'air,
où le soleil ne donne pas, on prendra la

mesure du ventre pour la couper, et puis on l'appliquera principalement pendant la nuit. Si quelques semaines se passent sans que les cicatrices s'effacent, on doit prendre de l'huile de myrrhe, qui, en adoucissant la peau, en emporte les taches avec plus de force, sans l'endommager; si l'on veut que ce remède soit plus fort, on ajoutera à cette huile du suc de citron et un peu de sel ammoniac, et par une forte agitation l'on en fera un onguent.

Il ne me reste qu'à remédier au défaut d'une grosse gorge mollette, qui fait quelquefois soupçonner une fille d'être lascive, et d'aimer le vin; car il y en a qui portent comme deux coussins sur la poitrine, et qui sont tellement embarrassées quand elles veulent agir, qu'à peine peuvent-elles faire jouer leurs bras. C'est peut-être pour ce sujet, si nous en croyons l'histoire, que les amazones se brûloient l'une des mamelles, pour être ensuite plus agiles et plus adroites.

Outre les remèdes que nous avons allégués ci-dessus, qui peuvent servir à diminuer la gorge, on peut encore user de gros vin rouge, ou d'eau de forge dans laquelle on aura fait bouillir du lierre, de la per-

venche, de la myrrhe, du persil et de la
ciguë même, sans appréhender la mauvaise
qualité de cette dernière plante, notre ciguë
étant bien différente de celle des Athéniens,
avec le suc de laquelle ils firent mourir le
plus sage des hommes, comme l'oracle
l'avoit nommé.

Il y en a qui se servent de formes de plomb
pour diminuer les mamelles. En effet, c'est
un bon remède pour ces sortes de défauts;
mais si l'on a auparavant humecté le dedans
du plomb avec de l'huile de jusquiame, le
remède sera encore plus excellent, car cette
huile a une vertu particulière pour diminuer
la gorge et pour la faire endurcir; elle s'oppose même à la génération du lait après
l'accouchement.

Mais afin qu'il n'arrive point d'accident
de l'usage de tous ces remèdes, je répéterai
ici ce que j'ai conseillé ailleurs aux filles et
aux femmes, c'est qu'il n'en faut user pour
la gorge et pour les parties naturelles, que
trois ou quatre jours après les règles, et
huit jours auparavant: et les femmes qui
ont accouché depuis peu ne doivent s'en servir que sur la fin de leurs vidanges; ce qui
peut arriver le trentième ou le quarantième
jour de l'accouchement.

CHAPITRE III.

A quel âge un garçon et une fille doivent se marier.

Il ne faut pas s'étonner si nous sommes mortels, puisque nous sommes composés de parties si différentes et si opposées entre elles. Les élémens qui se font tous les jours la guerre en nous-mêmes, sans que nous nous en apercevions, et la chaleur naturelle qui dissipe incessamment l'humeur radicale qui nous soutient, sont les deux causes de la fin où nous courons avec précipitation. Notre chaleur agissant toujours sur notre humidité, la consume et la détruit peu à peu; bien que, comme le feu d'une lampe finit par la dissipation de l'huile qui la fomente, notre chaleur s'éteint aussi par le défaut de l'humidité qui la conserve. L'air, les alimens et les boissons ne sont point suffisans pour la réparer éternellement; s'ils le font, ce n'est que pour un temps, et les parties qui entretiennent notre feu, venant à vieillir, se lassent enfin d'agir incessam-

I.

ment de la même sorte, et de recevoir en même temps ce qui les fait subsister et ce qui les fait périr.

La nature, prévoyant bien la perte du monde, si en quelque façon elle n'y mettoit ordre, donna, dès le commencement des siècles, à l'un et à l'autre sexe, un admirable assemblage de parties pour produire leur semblable, et en même temps des feux secrets pour les perpétuer. Ce fut dans la naissance du monde qu'elle établit cette douce société de la vie, et qu'elle ne fit pas seulement une jonction de deux corps, mais un agréable mélange des âmes qui les animoient. Le mariage, qui est presque aussi vieux que le monde, est cette source d'immortalité, et le plus important état des hommes, puisque sans lui les villes et les républiques seroient abandonnées.

ARTICLE PREMIER.

Éloge du Mariage.

JE ne veux point faire ici l'éloge du mariage, il est assez recommandable par l'institution que Dieu en fit dans le Paradis ter-

restre, et par la fin que l'Eglise s'y propose.
Si Adam, dans l'état d'innocence, avoit
besoin d'un aide, comme le marque l'Ecriture, nous ne devons pas être malheureux
par une alliance qui rendit heureux notre
premier père; et nous aurions tort de croire,
selon la pensée de quelques-uns, qu'il ré-
pandit le mal dans tout l'univers, quand il
eut ordre de remplir la terre d'hommes, et
de les multiplier. Je ne veux pas encore
dire que ce fut à des noces que Jésus-Christ
fit son premier miracle; que le mariage sert
de figure à l'union de Jésus – Christ avec
l'Eglise : et je puis parler ainsi aux personnes mariées. :

> Mariés, pensez en tout lieu
> Que vous êtes la sainte image
> De l'admirable mariage
> De l'Eglise et du fils de Dieu.

De plus, que c'est un mystère, au rapport de saint Paul; que l'on appelle Dieu
du nom d'époux dans les cantiques, et que
Jérémie même, pour parler à la façon des
hommes, fait Dieu marié, et nous le re-
présente en cet état. Toutes ces pensées sont
trop communes, et elles ont été trop souvent rebattues.

Mais je puis dire qu'il n'y a point d'état dans la vie qui soit plus honorable que le mariage, puisque c'est une condition qui fait incessamment des présens à l'Eglise et à l'Etat; et que, selon cette pensée, notre incomparable monarque, qui ne laisse rien échapper pour rendre les peuples heureux, et son royaume abondant, a fait depuis peu, à l'imitation des Romains, une déclaration par laquelle il veut que les pères de dix enfans soient exempts des charges publiques, et qu'outre cela ils reçoivent encore de sa libéralité ordinaire une pension considérable.

En effet, les enfans sont une faveur du ciel, par l'aveu même de saint Jérôme, qui élève si haut la virginité; et, dans l'Ancien Testament, le mariage est si fort estimé, qu'il a l'avantage d'être par-dessus les autres états de la vie; si bien qu'il est aisé de juger par là que, dans l'ancienne loi, on le préféroit la à virginité, et que la stérilité des femmes y passoit pour une espèce d'opprobre.

L'Eglise aujourd'hui nous montre bien la grandeur du mariage et de la génération, lorsqu'elle comble de grâces les mariés. Cependant la question est encore aujourd'hui problématique, savoir lequel des deux états on doit le plus estimer, ou de celui du mariage, ou de celui de la continence ; et c'est une chose bizarre que, dans le siècle où nous sommes, nous voyions des approbations et des priviléges pour l'un et pour l'autre parti. Charles Chausse, sieur de la Terrière, écrivit en 1625 de l'Excellence du Mariage contre la Continence, et le sieur Ferrand écrivit ensuite contre ce livre, de la Continence contre le Mariage. Les choses n'étoient pas en cet état du temps de saint Jérôme, puisque ses amis supprimèrent son livre de la virginité que nous voyons aujourd'hui parmi ses ouvrages, parce qu'il étoit opposé aux desseins de l'Eglise. Cependant nous savons que de saints personnages ont choisi le mariage comme l'état le plus honnête de la vie, témoins saint Pierre, saint Clément Alexandrin, maître d'Origène, Novat, prêtre de Carthage en Afrique, saint Hilaire, saint Grégoire de Nice, Tertullien et plusieurs autres qui ont cru pouvoir recevoir plus de grâces du ciel par le moyen de ce sacrement, que par la voie de la continence.

Les juifs et les chrétiens estiment donc

beaucoup plus le mariage que la virginité, et
ces derniers ne donnoient jamais de charge
de magistrature aux hommes qui n'étoient
point mariés. Les Païens même ont fait des
lois à son avantage : car les Spartiates, d'un
côté, instituèrent une fête où ceux qui n'é-
toient pas mariés étoient fouettés par des
femmes, comme indignes de servir la république, et de contribuer à son honneur et à
son progrès. Les Romains, d'un autre côté,
couronnoient la tête de ceux qui l'avoient été
plusieurs fois, et, dans leurs réjouissances
publiques, ceux qui avoient été souvent mariés paroissoient avec une palme à la main,
comme chargés d'autant de victoires que les
Césars, ayant contribué à la grandeur de la
république aussi bien qu'eux, par le nombre
de soldats qu'ils lui avoient donnés. C'est
pour cette raison, au rapport de saint Jérôme, qu'ils couronnèrent de lauriers un
homme, et qu'ils voulurent que dans la
pompe funèbre il accompagnât le corps de
sa femme, la palme à la main et la couronne
sur la tête, puisqu'il étoit fort raisonnable, ajoute-t-il, qu'ayant été marié vingt
fois, et sa femme vingt-deux, il fût mené
comme en triomphe à son enterrement.

ARTICLE II.

L'âge le plus propre au mariage.

TOUTE sorte d'âge n'est pas capable de goûter les douceurs du mariage. Les premières et les dernières années ont leurs obstacles ; et si les enfans sont trop foibles, les vieillards sont trop languissans. Le milieu de notre vie est l'âge le plus propre à Vénus, qui, comme Mars, ne demande que des jeunes gens pleins de feu, de santé et de courage.

Les médecins ont des opinions différentes sur la division de notre vie : les uns la partagent en quatre âges, d'autres en cinq, et d'autres en plusieurs parties. Mais à considérer la chose de bien près, les années ne font pas les âges, c'est la force et le tempérament qui les distinguent. Une fille peut faire un enfant à dix ou douze ans, parce qu'elle est forte et robuste, au lieu qu'une autre n'en sauroit faire un à dix-huit ou vingt, à cause de la foiblesse de ses parties et de la sécheresse de son tempérament. Néanmoins on doit se déterminer sur cette matière, afin que les jurisconsultes, qui ont besoin de la division des âges, puissent juger sainement des affaires qui leur appartiennent.

Le sentiment le plus suivi est celui qui divise notre vie en cinq périodes : le premier est l'adolescence, qui dure depuis notre naissance jusqu'à l'âge de vingt-cinq ans, après quoi nous ne croissons plus ; depuis vingt-cinq ans jusqu'à trente-cinq ou quarante, est la fleur de l'âge de l'homme, c'est ce qu'on appelle la jeunesse, et dure jusqu'à quarante-neuf ou cinquante ans : c'est le temps où l'on se trouve de même force et de même tempérament : le quatrième âge est la première vieillesse, qui dure jusqu'à soixante-cinq ans ; et enfin l'âge décrépit, qui accompagne les hommes jusqu'à la mort.

L'adolescence est encore divisée en plusieurs parties, entre lesquelles l'enfance tient le premier lieu ; elle commence depuis notre naissance jusqu'à trois ou quatre ans, lorsque nous avons appris à parler. La puérilité la suit, qui se détermine à dix ans. L'âge de discrétion vient après, que quelques-uns nomment puberté, qui dure jusqu'à dix-huit ans ; et enfin l'adolescence, qui

prend le nom dè tout ce temps-là, va jusqu'à vingt-cinq.

L'enfance et la puérilité ne savent ce que
c'est que de produire des hommes ; et bien
qu'il y ait des historiens qui pourroient
rendre cela douteux, par une histoire qu'ils
font d'un enfant de sept ans qui engrossa
une fille, cependant, parce qu'il ne s'en
trouve qu'un exemple dans l'antiquité, et
que d'ailleurs la génération est incompa-
tible avec la foiblesse de cet âge, il me sera
permis de demeurer dans mon sentiment,
et d'exclure les enfans du nombre de ceux
qui peuvent engendrer.

Je ne dirai pas la même chose de ceux
qui ont atteint l'âge de discrétion ; car dès
que la voix change et qu'elle se grossit par
la chaleur naturelle qui s'augmente dans la
poitrine, que l'on commence à sentir le
bouc par des vapeurs désagréables qui s'é-
lèvent de la semence, que le poil vient aux
parties naturelles, et que l'on y sent des
chatouillemens réitérés, c'est alors, dis-je,
qu'un jeune homme est embrâsé par l'ardeur
de l'amour, et que les parties naturelles se
disposent aux caresses des femmes.

Les médecins, qui considèrent incessam-

ment les actions de la nature, ne peuvent
se déterminer exactement sur l'âge que doivent avoir les hommes et les femmes pour
se joindre amoureusement afin d'engendrer;
il y a tant de diversités de tempéramens et
de vigueur dans les hommes et dans les parties qui servent à la génération, qu'il est
impossible de prononcer juste sur cette matière. Ce que l'on peut dire, en général,
c'est que l'on commence à engendrer depuis dix ans jusqu'à dix-huit; mais on n'en
sauroit marquer exactement l'année en particulier.

Nous lisons, dans nos observations de
médecine, qu'il y a eu des hommes qui ont
été pères à dix ans, et qu'il s'est trouvé des
femmes de neuf ans qui ont mérité le nom
de mère. Joubert, médecin de Montpellier,
et l'un des hommes savans de son temps, a
vu en Gascogne Jeanne de Peirie qui fit un
enfant à la fin de sa neuvième année. Cette
histoire n'est point seule : je pourrois en
rapporter beaucoup de semblables qui sont
arrivées en France et dans les régions chaudes, si celle que nous a laissée par écrit saint
Jérôme ne suffisoit pour confirmer ce que
je dis : il nous assure qu'un enfant de dix

ans engrossa une nourrice avec laquelle il coucha quelque temps.

J'avoue pourtant que ces sortes de prodiges sont rares dans le monde, et qu'il faut souvent des siècles pour en produire de semblables; mais la marque la plus assurée d'être en état d'engendrer, c'est, selon l'avis des médecins, lorsqu'un homme peut jeter de la semence, et que les règles paroissent à une fille; ce sont alors des signes évidens que la nature a fourni à l'un et à l'autre sexe de quoi se perpétuer. Ces épanchemens d'humeurs ne paroissent que rarement à neuf ou dix ans; on ne voit même guère de filles de douze ans, et de garçons de quatorze, capables d'obéir à l'amour et de produire cette matière dont se forment les hommes. Cela arrive le plus souvent aux filles de quatorze ans et aux garçons de seize; car en ce temps-là tout ne respire que production; c'est le printemps de la vie, et l'une des saisons les plus douces qu'aient les hommes. Une fille seroit bien lente, si à seize ans elle n'étoit capable de se perpétuer par la production d'un enfant, et un garçon de dix-huit ans seroit bien froid, si étant couché avec elle il lui étoit impossible de prendre des

plaisirs amoureux. Enfin on peut conclure
de tout ce que je viens de dire, que l'âge le
plus prompt à faire des enfans est celui de
dix ans, et le plus tardif, celui de seize ou
de dix-huit.

Sur ce que les femmes sont plutôt prêtes
à engendrer que les hommes, quelques médecins ont soutenu qu'elles étoient d'un
tempérament plus chaud ; car si parlant en
général, disent-ils, elles ont plus de sang,
elles ont aussi plus de chaleur, puisque la
chaleur naturelle réside davantage où il y
a plus de cette humeur.

D'ailleurs on remarque, ajoutent-ils, que
les femmes sont plus ingénieuses et plus
agissantes que les hommes, parce qu'ayant
plus de sang, elles ont aussi plus d'esprits,
qui sont la cause de leur activité. Elles ont
encore plutôt du poil aux parties naturelles :
il s'en est vu qui n'étoient presque pas en-
trées dans l'âge de discrétion, à qui la nature commençoit à voiler les parties naturelles par le poil qu'elle y faisoit naître :
ces mêmes femmes croissent et vieillissent
encore plutôt, parce que la chaleur agissant plus fortement sur leurs corps que sur
ceux des hommes, elle en avance aussi plu-

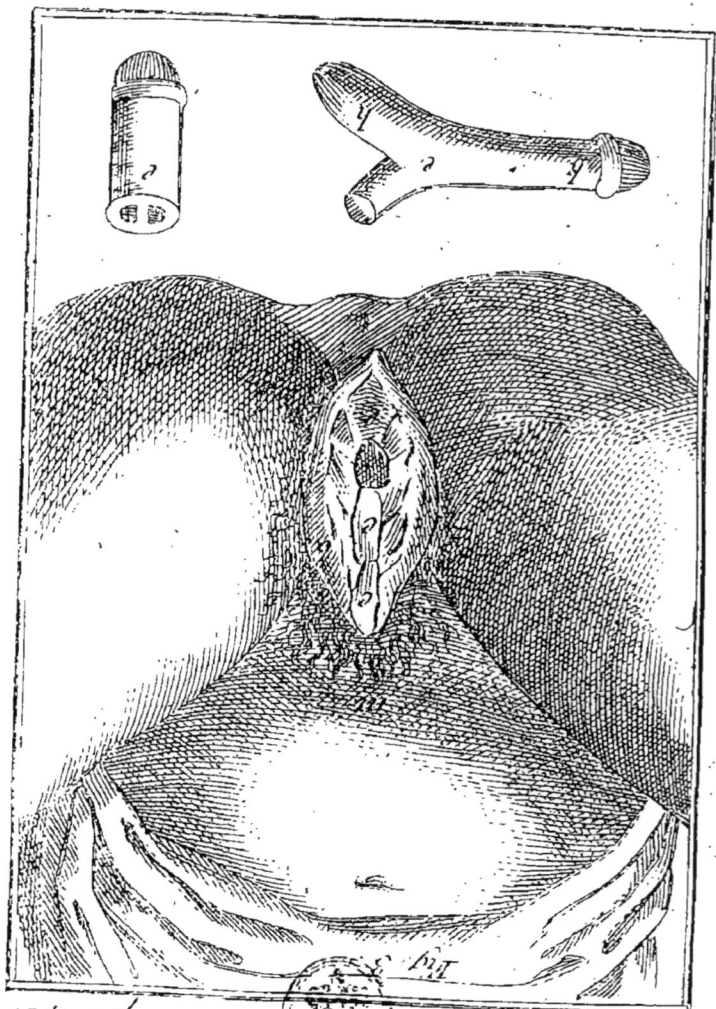

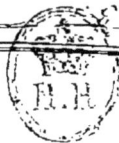

tôt les actions, et dissipe plutôt les humidités.

Au reste, elles sont beaucoup plus amoureuses que les hommes : et comme les passereaux ne vivent pas long-temps, parce qu'ils sont trop chauds et trop susceptibles de l'amour, les femmes aussi durent beaucoup moins, parce qu'elles ont une chaleur dévorante qui les consume peu à peu. Il se trouve encore aujourd'hui des Messalines, qui par l'excès de leur chaleur seroient en état de disputer avec plusieurs hommes des plus vigoureux, lequel des deux est le plus chaud. En effet, elles souffrent le froid avec plus de constance ; et si la chaleur naturelle qu'elles ont abondamment ne s'opposoit au froid de l'hiver, nous verrions autant de femmes que d'hommes se plaindre de la rigueur de cette saison.

S'il m'étoit permis de m'éloigner un peu de la matière que je traite, il me semble que je n'aurois pas de peine à prouver le contraire de ce que l'on dit du tempérament des femmes ; je ferois voir que la grande quantité de sang vient plutôt de la chaleur que de son excès de médiocrité ; que les femmes sont plutôt légères qu'ingénieuses ;

I.   *

que si elles engendrent et vieillissent plutôt, c'est aussi une marque de foiblesse de leur chaleur ; que l'excès de l'amour ne peut être principalement attribué à la force de cette même chaleur, mais à l'inconstance de leur imagination, ou plutôt à la providence de la nature, qui les a faites pour nous servir de jouet après nos plus sérieuses occupations. Après tout, si elles ne sont pas si susceptibles du froid, il ne faut en chercher la cause que dans leur embonpoint ordinaire, qui s'oppose incessamment à la pénétration des qualités les plus actives.

L'homme, au contraire, agit avec plus de fermeté, se nourrit avec plus de bonheur, se défend avec plus de courage et de présence d'esprit, raisonne avec plus de force, et contribue à faire un enfant avec plus de promptitude. C'est lui principalement qui agit dans la génération, où il se communique soi-même, et qui, par ses autres actions de corps et d'esprit, donne partout des marques de sa force et de sa chaleur, au lieu que la femme ne fait que souffrir les impressions que l'homme veut lui donner, et souvent elle n'est pas sitôt prête que lui à donner de quoi former un homme. En un mot, elle n'est faite que pour concevoir, pour allaiter et élever ses enfans.

De plus, un mâle est plutôt accompli dans le sein de sa mère qu'une femelle; il s'agite avec plus de force, et vient au monde un peu plutôt; ce que l'on doit attribuer à la force de sa chaleur et de son tempérament, car c'est à cette même chaleur à perfectionner et à avancer plus promptement les choses, partout où elle se trouve plus abondante; et, par cette même raison, on ne voit presque jamais vivre de jumeaux de différens sexes. Il y a trop d'inégalité de chaleur et de tempérament, quand ils se trouvent tous deux embarrassés dans les mêmes liens.

Mais reprenons la matière que nous avons laissée pour faire une digression qui ne me paroît pas inutile. Je dirai maintenant, pour continuer à parler des âges des hommes, que les jurisconsultes qui, dans ces sortes de matières, ne suivent pour l'ordinaire que le sentiment des médecins, ont fixé un temps pour le mariage, au milieu de l'âge de discrétion; et parce que ceux-là sont extrêmement rares qui commencent à

engendrer à neuf ou dix ans , aussi bien que
celles qui ne pourroient le faire à seize ou
dix-huit , ils ont déterminé l'âge de-qua-
torze ans pour les garçons , et de douze pour
les filles , ces années se rencontrant dans le
milieu de la puberté ; si bien que ceux qui
sont au-dessous de ces derniers âges , sont
estimés pupilles ; et la loi ne permet pas
qu'ils soient accusés d'adultère , ni qu'ils
puissent se marier. Si quelqu'un la viole par
un mariage prématuré , les juges déclarent
ce mariage nul et invalide , et mettent ceux
qui l'auroient contracté , au même état
qu'ils étoient auparavant , parce qu'il est ,
disent-ils , de l'essence du mariage d'être
en état de faire un enfant , et que ceux qui
sont au-dessous de ces âges ne sont pas pré-
sumés en être capables.

Les politiques , qui considèrent la durée
d'un Etat florissant , ne sont pas du sentiment des jurisconsultes sur le temps où il
faut marier les jeunes gens. Ils savent que
ce n'est pas seulement la bonté du climat ,
la fertilité de la terre , ni les richesses des
habitans , qui font un monarque redoutable,
mais la santé et la vigueur des peuples qui
lui appartiennent. L'âge de douze et de qua-

torze ans est un âge trop foible pour faire
présent à l'Etat d'hommes spirituels et robustes ; et ces mêmes politiques appren-
nent des médecins qu'il faut un âge plus
avancé pour engendrer des hommes capables de gouverner un royaume ou de mé-
nager une république.

En effet, le ventre d'une femme est trop
étroit à cet âge-là pour engendrer des enfans bien faits ; ses parties internes ne sont
pas assez larges pour les porter à terme ; et
une femme si jeune ne peut tout ensemble
suffire et à son propre accroissement et à
la nourriture de son enfant. Ses couches
doivent être ordinairement funestes, et lui
faire appréhender de perdre la vie en la
donnant à un autre. Les Brésiliens sont
bien plus sages que nous, ils ne marient
jamais leurs filles qu'elles n'aient eu leurs
règles, parce que c'est par là que la nature
leur marque qu'elles sont en état de porter
des enfans. D'ailleurs un jeune homme a
l'esprit et le corps trop foibles à l'âge de
quatorze ans ; sa semence n'est ni assez
cuite, ni assez digérée pour produire un
enfant fort spirituel ; et s'il est alors capable d'engendrer, les enfans qui en viennent

sont ou trop petits ou trop délicats. Platon
et Aristote, ces deux grands génies de l'antiquité, ne permettoient pas de se marier
avant l'âge de trente ans, et présentement
une personne n'oseroit se marier avant ce
temps-là sans le consentement de son père
et de sa mère ; ce qui obligea Gratien à faire
une loi par laquelle il établissoit la perfec-
tion d'un homme à cet âge-là : car c'est
alors que l'on ne croît plus, et que la chaleur naturelle ne s'occupant plus à dilater
les parties du corps de l'homme, elle s'emploie seulement à se conserver et à fomen-
ter ses parties amoureuses, pour produire
avec plus de force une matière capable de
perpétuer son espèce.

Le meilleur est de suivre là-dessus le sentiment le plus commun, c'est-à-dire d'estimer parfait un homme à vingt-cinq ans,
et une fille à vingt ; c'est alors qu'ils sont
tous deux plutôt en état de se marier, que
dans un âge moins avancé ; car, pour parler de cet homme, il ne lui manque rien à
cet âge-là pour contenter une femme : ses
parties naturelles ont les dimensions qu'elles
doivent avoir pour bien agir dans les embrassemens amoureux ; sa semence est fé-

conde; les esprits qui doivent servir à la génération s'engendrent, et sa verge est presque toujours en état de fournir de quoi faire un homme, contre la volonté même de celui qui la porte : enfin cet homme doit d'autant plutôt se marier, qu'il est d'un tempérament chaud et humide, d'un sang bouillant, bilieux et mélancolique; qu'il a la taille médiocre, la tête grosse, les yeux étincelans, le nez gros, la bouche bien fendue, les joues teintes de sang, et le menton arrondi. L'on doit en proportion en dire autant d'une fille de vingt ans, qui, à l'imitation de cette Fabiola dont parle saint Jérôme, ne peut vivre sans jouir des plaisirs de l'amour, et sans suivre le conseil que l'Eglise donne en se mariant.

En effet, l'âge de douze ou de quatorze ans est un âge trop tendre pour souffrir le joug du mariage; il faut des personnes fortes et robustes, si elles veulent y avoir du contentement.

ARTICLE III.

De la Conception, de la Grossesse et de l'Enfantement.

Lorsqu'une femme a conçu, elle a suivi en cela le conseil que l'Eglise lui a donné en la mariant, elle a exécuté les ordres de la nature ; mais je ne sais par quel malheur ordinaire à l'amour elle paroît plus abattue qu'auparavant : tout lui déplaît, elle ne mange point ; si elle met quelque chose dans sa bouche, ce sont des choses hors de l'usage commun des hommes ; encore les rejette-t-elle dès qu'elle les a prises. Les meilleurs alimens lui font mal au cœur ; elle n'en peut même souffrir la fumée. Les nuits lui sont inquiètes, son sommeil est interrompu, et quelquefois accompagné de la maladie que l'on appelle *incube*, comme s'il ne suffisoit pas que le corps pâtit, sans que l'âme eût encore ses peines. La vapeur d'une chandelle éteinte est insupportable à cette même femme, qui souffre de temps en temps de légers tremblemens par tout le corps : le ventre lui fait mal et s'applatit si bien, qu'il

y a lieu de croire, selon le proverbe, qu'*en*
ventre plat, enfant y a. Souvent le ventre
demeure paresseux, et cette paresse lui
cause des tranchées. Les grâces ne sont plus
sur son visage, ses yeux sont languissans et
meurtris, et le feu dont l'Amour se servoit
autrefois pour faire des conquêtes, les a
abandonnés pour quelque temps. Elle ne
peut marcher qu'elle ne boite et qu'elle ne
ressente d'extrêmes douleurs aux reins, aux
cuisses et aux jambes. Enfin, dans la langueur où elle est, elle souffre sans cesse
pour avoir trop aimé. Ces incommodités la
font presque repentir de s'être alliée à un
homme, si elle n'espéroit au bout de neuf
mois de récompenser ses souffrances par la
joie d'un enfant qui lui doit venir.

L'expérience nous apprend qu'une femme
grosse est plus amoureuse au commencement de sa grossesse qu'auparavant. Beaucoup plus de sang et d'esprits occupent ses
parties naturelles ; et si on la baise en ce
temps-là, c'est de l'eau que l'on jette sur
le feu d'une forge, qui, plus il est arrosé,
plus il est ardent.

Les Français ne sont pas si retenus à caresser les femmes grosses que quelques

I.   N

autres nations. Il y a même des médecins
qui sont d'avis que l'on doit les baiser avec
plus d'ardeur pour obéir aux lois de la nature, qui les rend alors plus amoureuses.
Mais, à dire le vrai, si nous suivons le sentiment d Hippocrate, elles font de plus vé-
hémentes couches quand elles ne sont point
caressées pendant leur grossesse ; et nous
voyons souvent arriver des accidens funestes aux femmes qui se divertissent avec
un homme quand elles sont grosses ; car si
elles ne font pas de fausses couches, au
moins deviennent-elles grosses une seconde
fois.

Les femmes du Brésil sont bien plus retenues que nos Françaises, puisque, dès
qu'elles se sentent grosses, elles se séparent
de la compagnie de leurs maris : elles n'ap-
préhendent pas que les fortes secousses de
l'amour ébranlent un enfant qui est fort dé-
licat dans les premiers mois, et que les
règles, qui sont souvent provoquées par la
chaleur que les baisers excitent dans les parties naturelles d'une femme, l'étouffent et
le suffoquent. Il ne peut même s'en garantir sur la fin de sa prison, lorsqu'il est plus
robuste. Les liens qui le tiennent saisi se

relâchent, par sa pesanteur, aux moindres efforts amoureux de la mère ; et il est ainsi contraint de perdre la vie, en naissant avant le temps, lui qui ne l'a presque pas encore reçue.

Quoique la plupart des médecins, après Hippocrate, disent que la matrice est tellement fermée après la conception, qu'il n'est pas possible d'y faire entrer la pointe d'une aiguille, nous sommes pourtant persuadés du contraire, car on sait qu'elle se décharge souvent de ses humidités superflues, et que les femmes sont engrossées une seconde fois. Nous ne manquons pas de femmes qui nous ont instruits des pertes rouges ou blanches qu'elles font dans les premiers mois de leur grossesse, et nous avons des exemples de superfétations, et peut-être plus souvent que nous ne le pensons ; car les jumeaux qui naissent enveloppés de membranes différentes, et qui sont attachés à un seul arrière-faix, sont d'ordinaire autant de superfétations dont on ne s'aperçoit pas. Toute La Rochelle a su la superfétation de mademoiselle Louveau, qui, quelque temps après avoir accouché d'une fille, monta à cheval pour aller à la campagne, où elle accoucha d'un garçon vingt-neuf jours après ses premières couches. La fille vécut sept ans, et le garçon ne vécut que sept jours.

Les femmes seroient trop malheureuses si la douleur et les autres peines ne les abandonnoient point pendant leur grossesse. Une femme grosse qui a demeuré trois à quatre mois dans des langueurs extrêmes, dans des dégoûts et des vomissemens continuels, jouit présentement d'une santé parfaite; elle ne se souvient plus d'avoir été incommodée; et si elle ne sentoit dans ses entrailles quelques mouvemens comme de fourmis, elle ne s'imagineroit pas d'être grosse. Mais cette santé ne dure pas long-temps; car dès que l'enfant aura de la force, ses douleurs se renouvelleront, et en touchant son pouls, qui lui bat fort, on diroit qu'elle a la fièvre. Enfin le temps d'accoucher s'approche, l'enfant lui frappe le côté; les eaux commencent à couler pour humecter et élargir le passage; et si l'accouchement n'est malheureux, en moins d'une heure elle se délivre. C'est alors que l'on doit considérer la pudeur d'une femme qui accouche, et que l'on doit avoir pour elle de la pitié et de la vénération, à cause du mal qu'elle souffre et du péril où elle est exposée, et aussi à cause de l'honneur qu'elle a d'être l'origine et la source des beaux ouvrages de la nature.

On a soin, d'un côté, de l'enfant; on lui coupe le cordon le plus long que l'on peut, si c'est un garçon, et le plus court, si c'est une fille : tout cela se fait par ordre de la matrone, qui s'imagine que le membre du garçon en deviendra plus grand, et que la fille en sera plus étroite; après cela on lui donne du beurre et du miel fondus, pour s'opposer aux douleurs de ventre, aux-quelles l'enfant est sujet après être né, et pour vider les excrémens noirs qui sont dans ses boyaux depuis long-temps. D'un autre côté on soulage la mère; on lui serre d'abord doucement le ventre, et l'on étuve, avec du vin tiède, ses parties naturelles; en un mot, on y apporte tous les soins que l'on a accoutumé d'apporter aux femmes nouvel-lement accouchées.

ARTICLE IV.

Si la Nature a fixé un temps pour accoucher.

Les médecins et les jurisconsultes agitent cette même question, et les uns et les autres l'examinent avec beaucoup de soin. Les jurisconsultes veulent être assurés d'un temps fixe pour la naissance des enfans, afin de partager justement un patrimoine, et de n'en pas faire héritier un enfant qui ne seroit pas légitime : et parce que ceux-ci ne jugent que sur le sentiment des médecins, je veux bien rapporter ici en peu de mots ce que la plupart en pensent. Mais avant de dire quelque chose d'assuré sur cela, il me semble qu'il est à propos de répondre d'abord à quelques difficultés qui se présentent.

Quelques médecins ont fait des livres exprès où ils prétendent prouver qu'il n'y a point de temps déterminé pour la naissance des hommes, et que la nature, étant la maîtresse d'elle-même, avance ou retarde le temps des couches quand il lui plaît. En effet, ceux qui sont dans ce sentiment ne manquent ni de raison, ni d'autorités pour faire valoir leur opinion ; car ils disent que les tempéramens des hommes étant presque infinis, les enfans qui ont le plus de chaleur sont plutôt formés dans les entrailles de leur mère, et naissent aussi plutôt, ainsi qu'il y en a qui viennent au monde à six mois, comme fit Livia, femme d'Auguste, selon le sentiment des médecins de ce temps-là ; et d'autres, qui ayant moins de vigueur, ne peuvent naître qu'après plusieurs mois, témoin Ruffus, que Vestilia fit à onze mois, et l'enfant dont une femme de soixante ans accoucha, lequel demeura dans les flancs de sa mère pendant quinze mois, si nous en voulons croire Massa.

Il disent encore qu'une femme qui a la matrice petite et étroite, et qui d'ailleurs a fort peu de nourriture pour donner à son enfant, ne sauroit s'empêcher d'accoucher à six ou sept mois, au lieu qu'une autre, qui sera grande et bien nourrie, portera son enfant jusqu'à dix ou douze mois.

Ils ajoutent que la femme, participant de la nature des animaux qui font beaucoup de petits d'une seule ventrée, et de la nature

de ceux qui n'en font qu'un, ne doit pas
avoir un temps fixe pour accoucher; que
l'homme n'ayant point de temps déterminé
pour caresser sa femme, la nature n'en a
point aussi de fixe pour le faire naître; qu'il
n'en est pas de même des autres animaux,
qui ont leur temps réglé pour faire leurs
petits, si bien que l'on ne verra pas en hiver une linote pondre et couver ses œufs;
qu'au reste l'autorité d'Hippocrate décide
cette question, qui a été suivie des jurisconsultes, savoir, que les enfans peuvent
naître depuis le septième jusqu'au onzième
mois.

Mais si nous voulions examiner de près
tous ces raisonnemens, nous pourrions dire
que, bien que les femmes et les enfans aient
des complexions fort différentes entre eux,
il y a lieu néanmoins d'être persuadé qu'une
vieille Espagnole et qu'une jeune Laponaise
accoucheraient naturellement l'une et l'autre au bout de neuf mois accomplis; que
l'on ne doit pas établir un sentiment quel-
conque sur ce que les femmes nous disent
du nombre des mois de leur grossesse; que
la grandeur de la matrice devroit plutôt
avancer ses productions que de les retarder;

qu'une femme qui a peu de sang devroit accoucher plus tard , ayant besoin de plus de temps pour perfectionner ce qu'elle porte dans ses entrailles , et qu'enfin on ne doit pas regarder les défauts d'une partie , ni les erreurs de la nature , pour établir un principe universel.

Nous pourrions encore dire que la nature des femmes n'est point entre la nature de ces différens animaux , et qu'Averroës s'est fort mal expliqué là-dessus ; que quand les femmes font plusieurs enfans dans les mêmes couches , nous pouvons dire que ces accouchemens sont contre les ordres de la nature , qui a prescrit aux femmes de n'en faire qu'un , ainsi que l'expérience nous le fait remarquer tous les jours : après tout , que les femmes ont un temps aussi fixe pour accoucher, que les autres animaux en ont un pour faire leurs petits , et qu'il ne faut pas confondre , par un sophisme évident , la saison et le temps auquel nous caressons les femmes , et auquel elles conçoivent , avec le temps que la nature garde comme inviolable pour la naissance des enfans.

Enfin nous pourrions opposer Hippocrate

à Hippocrate même, et nous pourrions alléguer cette belle vérité que ce savant nous a laissée par écrit, savoir, que la nature est toujours stable dans ses actions, et qu'il ne faut pas tant regarder ce qui arrive rarement pour établir une règle générale, que ce qui s'y passe le plus communément.

Fortifions encore ce sentiment par d'autres preuves, et disons que si la nature garde une loi fixe dans les corps des bêtes lorsqu'elles sont pleines, et que cette même nature ne manque presque pas d'un jour à les irriter, pour mettre bas quand leur fruit a reçu tout l'accomplissement qui lui est nécessaire, on ne peut douter que l'homme, qui est le plus parfait de tous les animaux, ne soit réglé par les mêmes lois. La nature ne manque jamais d'observer un temps limité, quand il est question de guérir une tumeur, ou de finir une fièvre; ses lois sont certaines et indubitables dans les crises : et les médecins ont passé pour des magiciens qui ont remarqué ses mouvemens avec le plus d'exactitude. La grossesse est une espèce de maladie; les accidens qui arrivent aux femmes grosses en sont comme les symptômes; l'accouchement en est comme la crise et la fin. On ne dénie point à la femme les mouvemens fixes de la nature, quand il faut se défendre de quelque maladie fixe qui l'oppresse ; il n'y a que dans la grossesse et dans l'accouchement qu'on lui refuse ces ordres invariables, et parce que l'on observe que les accouchemens arrivent en divers temps, par des causes étrangères qui les avancent ou qui les retardent, on est tellement prévenu là-dessus, que l'on prend l'ombre pour le corps, et le hasard pour la nature ; si bien que l'on ne peut revenir de ce que l'on s'est une fois imaginé, qu'il n'y a point de temps précis pour l'accouchement des femmes.

Au reste, puisque l'expérience nous montre que la plupart des enfans naissent depuis les dix derniers jours du neuvième mois jusqu'aux dix premiers du dixième, c'est-à-dire dans l'espace de vingt jours, et qu'ils vivent presque tous ; que ceux qui naissent à sept ou huit mois sont toujours imparfaits ou valétudinaires, et que de vingt il n'en vit pas trois, n'avouera-t-on pas que ces derniers naissent dans un temps que la nature n'a pas ordonné, et qu'ils sortent plutôt par quelque maladie, des entrailles de leurs mères, que par les ordres secrets de cette admirable modératrice de l'univers.

C'est sans doute ce qui obligea les Romains à déclarer illégitimes les enfans qui naissoient avant les neuf mois accomplis ; et ce qui, par arrêt du parlement de Paris, fit débouter un père de la succession de son enfant, bien qu'après être né, il eût reçu le baptême.

Ceux qui ont fait de sérieuses réflexions sur le mouvement de la nature dans les accouchemens des femmes, et qui se sont long-temps appliqués à observer toutes les petites circonstances et de la grossesse et des couches, découvrent aisément la difficulté de cette question. Ils ont remarqué, comme j'ai fait dans les hôpitaux et partout ailleurs, que la nature conserve un temps fixe et déterminé pour les accouchemens qui se font selon ses ordres, et que les enfans les plus accomplis et les plus tempérés naissent toujours dans les dix premiers jours du dixième mois, et le plus souvent à la même heure du jour qu'ils ont été faits : les autres naissent, comme je l'ai déjà dit, depuis le vingtième jour du neuvième mois jusqu'au dixième jour du

dixième mois, c'est-à-dire, depuis le deux
cent cinquante-cinquième jour de leur conception jusqu'au deux cent soixante-quin-
zième ; bien qu'il y en ait d'autres qui
naissent quelquefois plutôt ou plus tard ,
quand il y a quelque cause étrangère qui
en avance ou en retarde la naissance.

Je pourrois prouver cette vérité par beaucoup d'histoires que m'ont fournies mes
amis sur ce sujet , si je n'en avois de domestiques : six enfans que ma femme a faits
ont demeuré dans les flancs de leur mère
depuis le deux cent cinquante-sixième jour
jusqu'au deux cent soixante-dixième ; c'est-
à-dire qu'ils sont tous nés sur la fin du neuvième mois , ou au commencement du
dixième , si nous comptons les accouchemens par les mois de lune , comme le prétendent la plupart des médecins.

Mais la preuve incontestable de cette
question ne peut être prise d'ailleurs que
de la naissance de Jésus-Christ , qui a été
le plus parfait de tous les hommes. Saint
Augustin nous apprend qu'il demeura dans
le sein de la bienheureuse Marie pendant
deux cent soixante-treize jours, qui est le
temps que l'Eglise a observé depuis pour

I.   O

en célébrer la mémoire, c'est-à-dire qu'il naquit dans le commencement du dixième mois.

Il est vrai qu'il y a quelques enfans qui naissent vers le dixième jour du septième mois, ou le dixième de l'onzième mois ; mais les uns et les autres ne vivent pas long-temps ; car étant nés contre les ordres de la nature, ainsi que nous l'avons dit, ils sont sujets à mille incommodités.

Si les enfans naissent dans un si grand laps de temps, il n'en faut accuser que la différente et mauvaise façon de vivre des femmes, le pays où elles demeurent, la saison dans laquelle elles accouchent, l'oisiveté dont elles jouissent, la variété de leur tempérament, les plaisirs déréglés qu'elles prennent avec les hommes pendant leur grossesse, les passions et les maladies dont elles sont attaquées : tout cela avance ou retarde leurs couches, et force la nature à suspendre ou à rompre le cours ordinaire de ses opérations ; ce qui n'arrive presque jamais aux autres animaux qui vivent selon les lois de la nature.

On doit donc conclure de tout ce discours que les bons accouchemens qui se font selon

les ordres de la nature arrivent le plus souvent dans l'espace de dix jours, et rarement
de vingt ; mais cela n'empêche pas que les
enfans ne vivent quelquefois, et que, en
France, ils ne soient estimés légitimes,
lorsqu'ils naissent depuis les dix premiers
jours du septième mois ; c'est-à-dire, depuis le cent quatre-vingt-septième jour de
leur conception, jusqu'aux dix premiers
jours de l'onzième mois, c'est-à-dire jusqu'au trois cent cinquième jour ; tellement
que, devant ou après ce temps-là, j'ose-
rois dire qu'on doit les estimer ou bâtards,
ou supposés. Si la fille de Jean Pellors,
marchand de Lyon, étoit née quelques
jours après le trois cent quatrième jour de
sa conception, jamais le parlement de Paris
n'auroit donné un arrêt en sa faveur, par
lequel il la déclaroit capable d'être héri-
tière de son père. En effet, par un autre
arrêt, cette illustre compagnie déclara il-
légitime un autre enfant qui étoit né le
douzième jour de l'onzième mois après la
mort de son père.

ARTICLE V.

Du Devoir des Mariés.

Après les travaux de l'enfantement, la femme ne se souvient plus des douleurs qu'elle y a souffertes, et ses vidanges ne sont pas plutôt écoulées, qu'elle attaque de rechef son mari, et lui livre amoureusement la bataille. Je ne doute point qu'elle n'y soit victorieuse comme auparavant, et qu'elle mérite d'être couronnée de myrte, comme l'étoient autrefois celles qui faisoient des conquêtes en amour; et je ne doute point aussi qu'elle ne mérite cet honneur, elle qui attaque avec tant de courage, qui triomphe avec tant de gloire, et qui partage si avantageusement avec son antagoniste les fruits de sa victoire.

Elle revient incessamment à la charge, et ne dit jamais, c'est assez : ses parties naturelles deviennent de jour en jour plus ardentes et plus amoureuses, plus inquiètes, plus inconstantes et plus susceptibles de lasciveté. En effet, elles sont un animal dans un autre animal, qui fait souvent tant de désordres dans le corps des femmes, qu'elles sont obligées de chercher le moyen de l'assouvir et de l'appaiser, pour l'empêcher de nuire.

Le mari rend donc exactement à sa femme ce qu'il lui doit, et la femme ce qu'elle doit à son mari. Si ce devoir manque du côté du mari, la femme devient de mauvaise humeur et lui fait adroitement connoître le chagrin qu'elle conçoit de n'être pas aimée ; si bien que l'on peut dire que les caresses conjugales sont les nœuds de l'amour dans le mariage, et qu'elles en sont véritablement l'essence.

Mais il y a des occasions où un homme ne commet point de crime contre les lois de l'Ecriture, ni de la société, lorsqu'il refuse ce plaisir à sa femme.

Si s'incommoder pour plaire à quelqu'un est une faute contre sa santé, selon le sentiment de tous les médecins, et si l'incommodité est tant soit peu considérable, peut-on fournir tous les jours aux voluptés déréglées d'une femme, lorsque la vue diminue, que le sommeil se perd, que l'estomac et la tête se ruinent, que les jambes s'affoiblissent ? Un homme n'est guère en

I.　　　　　　　　　*

état de faire son devoir, à l'égard des affaires domestiques et étrangères, après s'être épuisé dans l'excès des voluptés conjugales. Les moindres incommodités qui viennent de l'excès de ces plaisirs le dispensent absolument de ce qu'il doit en cela à sa femme : en user autrement, c'est pécher contre soi-même, s'attirer de grandes maladies et une vieillesse prématurée.

Ceux-là sont bien plutôt dispensés de ce devoir, qui sont tombés une seule fois dans les maladies qui attaquent les parties nécessaires à la vie ; et quand même ils n'y auroient que de légères indispositions, cela devroit les empêcher de caresser leurs femmes. Les maladies du cerveau, de la poitrine et des extrémités du corps, qui sont périodiques, doivent encore les exempter de ce devoir, à moins qu'ils ne veuillent que le plaisir ne soit la cause de leur misère.

L'homme a bien plus d'occasions que la femme de s'excuser sur le devoir du mariage. C'est lui qui, dans les caresses conjugales, agit presque tout seul, et qui semble, par ses mouvemens précipités, se hâter de voir la fin de ses plaisirs, pour les renouveler une autre fois, comme si la nature, étant chargée d'un homme, vouloit, par l'excès des voluptés, nous ôter la pensée de ce que nous y faisons de principal, pour s'en réserver toute la gloire à elle-même.

Il n'en est pas de même de la femme qui ne fait que souffrir les caresses d'un homme dans une posture aisée ; il ne se trouve guère d'obstacles de son côté qui la puissent dispenser de ce qu'elle doit à son mari. La maladie n'est pas une cause assez légitime pour cela. Elle en souffre même quelques-unes qui ne se guérissent que par l'amour ; et les remèdes des médecins sont souvent trop foibles pour les dompter. Priape, fils du vin et de l'oisiveté, a bien plus de pouvoir et de force que nos drogues ; son autorité est plus souveraine, et son remède beaucoup plus efficace que l'armoise, le carabé, les testicules de Castor, et tous les autres remèdes que l'antiquité a inventés pour ces sortes de maladies.

Nous remarquons tous les ans, dans les bêtes, que la nature fait dans leur corps une fermentation et une agitation d'humeur, et qu'elle envoie à leurs parties naturelles du sang, des esprits et de la matière qui les y chatouillent. Cette matière, dans les bêtes, est, par rapport aux femmes, ce que nous appelons les règles : si bien qu'il ne faut pas s'étonner si les bêtes cherchent alors, plutôt qu'en un autre temps, le mâle, que la nature leur a montré être le souverain remède à leurs tourmens. C'est la raison pour laquelle la plupart des femmes sont plus amoureuses lorsque leurs règles commencent à couler ; car le sang et les esprits se portant alors précipitamment à leurs parties naturelles, qui en sont échauffées, elles chercheroient en ce temps-là de quoi se satisfaire, si la loi de l'Ancien Testament ne punissoit de mort les hommes qui les touchent en ce temps-là. On doit pourtant, en quelque façon, pardonner à l'excès de l'amour du beau sexe, puisqu'il y a alors plus de feu et d'empressement pour aimer qu'en tout autre temps, pourvu toutefois qu'il se porte bien ; mais un homme n'est pas innocent quand il commet cette indécence.

J'avoue que l'un et l'autre ne sont point ordinairement incommodés quand ils se caressent pendant les règles ; il n'y a que la femme qui perd un peu plus de sang qu'elle ne feroit, mais l'homme n'en ressent aucun dommage : tous les désordres de ses conjonctions impures ne tombent que sur l'enfant qui en est engendré ; car souvent il meurt avant que de vieillir , ou passe toute sa vie dans une langueur continuelle.

Il en est à-peu-près de même des vidanges de l'accouchement : ce que la mère et l'enfant ont refusé comme inutile pendant la grossesse , cela même se purge peu à peu , quinze ou vingt jours après les couches. Si un homme caresse sa femme avant ce temps-là , il la met en danger de perdre la vie, ou de passer malheureusement sa grossesse , si elle devient grosse peu de temps après être accouchée ; car les ordures qui doivent couler par ces lieux , demeurant dans son corps, infectent et la mère et l'enfant à venir. C'étoit sans doute sur cela qu'étoit fondée la loi de l'Ancien Testament , qui ne permettoit à aucun homme de toucher une femme que trente jours après avoir fait un garçon, et soixante après avoir fait une fille.

Il y a beaucoup plus de difficulté à savoir si une femme grosse peut manquer à ce qu'elle doit à son mari. Les sentimens sont partagés là-dessus. Quelques-uns veulent que l'on puisse baiser aussi vigoureusement une femme lorsqu'elle est grosse que lors-

qu'elle est vide. J'en prends à témoin Julie,
fille de l'empereur Auguste, qui étant grosse
voulut persuader aux gens que l'on ne faisoit
point tort à son mari de faire passer d'autres hommes dans sa barque, lorsqu'elle
étoit chargée de marchandises humaines,
pour me servir de la pensée de cette femme.
Les autres ont tant de scrupule dans cette
occasion, qu'ils s'imaginent que l'on cóm-
mettroit un grand crime si l'on caressoit
une femme grosse, et que l'on contribueroit
à la perte de son enfant.

Pour décider cette question, on n'a qu'à
observer ce qui se passe dans la nature parmi les bêtes, et on y verra que les cerfs et
les taureaux, les béliers et quelques autres
animaux, ne touchent plus leurs femelles
quand elles sont une fois pleines. Les accidens fâcheux que nous avons remarqués ci-
dessus pouvoir arriver à une femme grosse
qui reçoit les caresses de son mari, sont des
causes légitimes pour empêcher un homme
de caresser sa femme. Ces fausses couches
peuvent arriver par un flux de sang, que les
agitations amoureuses excitent ; une superfétation peut survenir ; un faux germe, ou
un fardeau peut suffoquer l'enfant, comme

Riolan nous témoigne l'avoir vu : en un mot, ces accidens peuvent ôter la vie à la mère et à l'enfant. Au contraire, les accouchemens seront plus libres, si l'on ne touche point une femme pendant sa grossesse, et les enfans, selon la pensée d'Hippocrate, ne naîtront pas avant le terme.

Ce furent sans doute ces raisons qui empêchèrent le sage empereur de Constantinople, Isaac Commène, de toucher sa femme après qu'elle eut conçu ; et quoique ses médecins le lui conseillassent pour la conservation de sa santé, il n'en voulut pourtant rien faire, préférant ainsi la santé de deux personnes à la sienne propre. C'étoit même une loi chez quelques peuples païens de ne connoître jamais une femme grosse.

J'en dis autant des nourrices qui ne peuvent rendre sans danger ce qu'elles doivent à leurs maris ; car quelle apparence qu'un lait soit bon, si la mère a des dégoûts et des vomissemens continuels ; si elle est épuisée par les plaisirs de l'amour, qui échauffent et qui corrompent le lait par la chaleur excessive de ces mêmes plaisirs, et si elle a les autres incommodités qui arrivent ordinairement aux femmes grosses, et qui infectent le lait d'une mauvaise odeur quand elles sont caressées? Cependant si une nourrice devient grosse d'un même homme, si elle n'est guère malade au commencement de sa grossesse, et que d'ailleurs elle soit vigoureuse et sanguine, je ne vois pas de raison qui puisse l'empêcher de rendre ce qu'elle doit à son mari, et même d'allaiter son enfant pendant les deux ou trois premiers mois de sa grossesse; car l'enfant qu'elle porte dans ses entrailles, étant alors fort petit, n'a pas besoin d'abord de beaucoup d'alimens. Il y a même des femmes qui se portent beaucoup mieux si elles allaitent alors, que si elles conservoient toutes leurs humeurs pour l'enfant qu'elles ont conçu. Ces humeurs, qu'elles ont en abondance, peuvent suffoquer le petit enfant qu'elles portent dans leur sein, si elles ne sont épanchées pour d'autres usages. C'est pourquoi nous sommes quelquefois obligés de faire saigner ces personnes-là, pour les décharger de l'abondance de leur sang, et les faire accoucher ensuite plus heureusement.

ARTICLE VI.

Du Temps où les hommes et les femmes cessent d'engendrer.

LE monde est plein de productions : il s'en fait partout, jusque dans les entrailles de la terre ; c'est le seul moyen qui fait subsister toute la liaison de ce grand univers. Les hommes, qui en sont l'ornement, ne manquent point de leur côté à faire de continuelles générations ; depuis l'âge de discrétion jusqu'à la vieillesse, ils s'emploient incessamment à cet amoureux commerce, comme s'ils avoient en vue d'éterniser la nature hmaine, plutôt que de conserver leur vie et leur santé : car il est certain que les plus lascifs et les plus voluptueux sont ceux qui vivent le moins. Les passereaux, qui aiment si éperduement leurs femelles, ne vivent que trois ou quatre ans ; la chaleur naturelle, qui s'épuise par l'amour, leur manquant avec le temps, les fait aussi finir plutôt. C'est pour cela que les peintres, voulant marquer une voluptueuse, ont fait tirer par des passereaux le char où Sapho étoit représentée comme en triomphe.

I.   P

Nous avons ci-dessus observé le temps
où les hommes et les femmes commençoient
à engendrer ; il faut présentement examiner
celui où ils finissent.

Quoique les médecins prolongent le temps
de la première vieillesse jusqu'à soixante-
cinq ans, et qu'ils croient qu'un homme
puisse engendrer ordinairement jusqu'à cet
âge-là, cependant les jurisconsultes se res-
treignent à l'âge de soixante ans, passé lequel ils prétendent qu'un homme est impuissant : c'est pourquoi ils en ont fait une
loi expresse. En effet, c'est alors que l'a-
mour nous abandonne ; et bien que dans le
fond du cœur nous le conservions toujours
jusqu'à la mort, il ne se fait pourtant que
fort rarement connoître dans nos parties
naturelles après cet âge. La vieillesse nous
glace, et nous n'avons presque plus de chaleur et d'esprits que pour nous conserver,
bien loin d'en avoir pour en donner à un
autre.

Il ne nous faut avoir que la pensée des
plaisirs passés du mariage, quand nous
sommes vieux, pour exciter le mouvement
de notre cœur, et pour multiplier notre chaleur naturelle et nos esprits. Il n'y a ni feu,

ni coussins, ni peaux d'animaux qui nous échauffent comme les pensées et les réflexions que nous faisons sur les amours de notre jeunesse. Le corps d'une fille de quinze ans est encore plus efficace quand nous l'appliquons au nôtre ; il nous communique sa chaleur, qui est de la même espèce que celle que nous avons : et l'expérience de David nous fait bien voir qu'il n'y a pas au monde de meilleur remède que celui-là ; mais les pauvres filles ne durent pas long-temps : elles donnent aux vieillards de ce qu'elles ont de doux et d'agréable, et prennent pour elles ce qu'ils ont d'âcre et de fâcheux.

Ces approches innocentes, dans un âge si avancé, ne doivent pas pourtant obliger un vieillard à caresser amoureusement une fille ; et je ne sais si le bon roi David ne passa pas les bornes de la bienséance, quand il tenoit entre ses bras la belle Abigaïl, puisque l'historien nous apprend qu'il mourut bientôt après.

La nature a ses mouvemens réglés et ses productions déterminées, ainsi que nous l'avons prouvé ci-dessus ; et s'il se trouve quelques exemples d'hommes vieux qui aient fait des enfans à l'âge de soixante ;

soixante-dix, quatre-vingts, et même de
cent ans, ils ne nous doivent pas servir de
règle pour établir la fin de la génération
dans les hommes. C'est un prodige ce que
l'on nous rapporte, que M. le duc de Saint-
Simon a fait un enfant à l'âge de soixante-
douze ans, que le roi et la reine ont tenu
sur les fonds de baptême. On m'écrit de
Paris, dans le temps que je retouche ce
livre, que ce prétendu garçon, ayant douze
ou treize ans, avoit eu des effusions qui font
distinguer les hommes des femmes, et que
la matrone, après l'accouchement de la
mère, s'étoit lourdement trompée en ne
distinguant pas bien le sexe. C'est un autre
prodige que nous dit Valère Maxime, que
Massinissa, roi de Numidie, engendra Me-
tynate, après quatre-vingt-six ans. C'en est
un autre, ce que nous apprend Eneas Syl-
vius, d'Uladislas, roi de Pologne, qui fit
deux garçons à l'âge de quatre-vingt-dix
ans. C'en est encore un autre beaucoup plus
grand, ce que nous raconte Félix Platérus,
de son grand-père, qui engendra à l'âge de
cent ans; et enfin ce que nous dit Massa là-
dessus est encore quelque chose de plus incroyable, qu'un homme de soixante-dix ans

fit un enfant à sa femme de soixante ans, qui vint au monde sans avoir toutes les parties accomplies, et naquit le quinzième mois de sa conception.

Il n'en est pas de même à l'égard des femmes : elles ont un temps plus limité et plus court que les hommes. Si une fois les règles les abandonnent lorsqu'elles sont un peu âgées, elles cessent en même temps d'engendrer. C'est pour cela que la loi a déterminé aussi judicieusement un temps à l'égard des femmes qu'à l'égard des hommes. Elle estime les accouchemens prodigieux qui se font après cinquante ans, et n'admet point comme légitimes les enfans qui naissent après ce temps-là, parce que, selon le sentiment des médecins, les règles cessant aux femmes environ à l'âge de quarante-cinq ou cinquante ans, il est impossible qu'il se puisse naturellement engendrer un enfant, si la femme manque des choses nécessaires à le former et à le nourrir.

Cependant, si après cet âge-là il se trouve encore quelques femmes vigoureuses qui puissent avoir leurs règles, je ne doute point que l'on ne fît une grande injustice à un enfant qui en naîtroit, si on le privoit

I.   *

du bien de ses parens. Ce fut sans doute la seule raison qui obligea l'empereur Henri de faire accoucher sa femme, âgée de cinquante ans, à la vue de tout le monde, pour ôter le soupçon que l'on auroit pu avoir de son accouchement.

Ainsi, bien que la loi soit établie pour les termes des productions des hommes qui arrivent le plus souvent, il peut cependant naître des occasions où elle ne doit pas avoir lieu, pourvu que les hommes aient de la vigueur, et que les règles ne manquent point aux femmes; car on ne sauroit faire une loi si juste, qu'elle ne pût causer quelquefois du dommage à quelques particuliers; et parce qu'elle est générale, il se trouve des occasions où elle ne favorise pas tout le monde.

CHAPITRE IV.

Quel tempérament est le plus propre à un homme pour être lascif, et à une femme pour être fort amoureuse.

POUR expliquer le mélange et la composition des mixtes qui se rencontrent dans l'univers, et qui ont tous un tempérament différent, les philosophes se sont servis de deux moyens : les uns ont considéré la matière qui les forme; ils en ont observé la figure, la grandeur et la liaison, et se sont imaginés, comme ont fait Démocrite et Descartes, qu'ils en expliqueroient suffisamment la nature par les atômes qui les composent : les autres, comme Hippocrate et Aristote, se sont persuadés que la matrice des mixtes ne pouvoit être sans cette qualité, et que le toucher étant le juge des premières et des secondes qualités, ils pourroient aussi par-là en faire mieux connoître la nature. Aristote appelle les secondes, qualités des effets corporels, ou des conditions maté-

rielles, que je pourrois nommer des qualités de la matière. Il en a fait de deux sortes :
les unes actives, comme la puissance d'endurcir, de ramollir, d'épaissir, etc.; et les
autres passives, qui sont des effets de cette
même faculté, comme est la dureté, l'é-
paisseur, la ténuité, etc.

De ce corps ainsi composé de matières et
et de qualité, pour parler avec ces derniers
philosophes, il naît une autre qualité que
l'on peut nommer, avec Galien, propriété
de la substance; avec Vellésine, qualité du
mélange de la matière; ou enfin, avec d'autre, qualités occultes, qui est, à proprement parler, l'essence et le tempérament
du mixte : si bien que l'on peut dire que le
tempérament n'est autre chose qu'une qualité qui résulte du mélange de la matière et
des qualités des élémens; car comme plusieurs voix différentes font une mélodie,
quand elles sont bien mêlées, tout de même
ces matières et ces qualités, bien que contraires, se lient si étroitement les unes aux
autres pour faire un tempérament, que l'on
ne sauroit les discerner, tant il est vrai de
dire que le tempérament est une union et
un ordre de choses qui sont incessamment
opposées entre elles.

Il y a beaucoup de choses à observer dans la composition des corps ; mais il y en a peu que nous puissions clairement connoître. J'avoue que nous savons qui en est l'auteur, que nous voyons tous les jours ses. ouvrages, et que la matière nous en est sensible ; mais qu'il est difficile de concevoir comment, par un peu de semence, pour me renfermer dans l'exemple de la formation de l'homme, il se peut faire une si grande variété de tempéramens !

Ceux qui veulent s'élever dans ces sortes de connoissances par-dessus le reste des hommes, sont obligés d'avouer, après avoir bien cherché, qu'ils en savent moins que les enfans, et que le tempérament des hommes, qu'ils examinent, est si difficile à comprendre, qu'ils sont contraints de dire qu'on ne le peut connoître qu'en gros.

Les médecins admettent quatre sortes de tempéramens, où une seule qualité prend le dessus ; et ils en comptent aussi quatre autres, qu'ils appellent composés, où deux qualités sont manifestes. Les premiers tempéramens sont rares, et il ne se trouve presque jamais de qualité qui ne soit accompagnée d'une autre qui ne lui est pas ennemie.

Quelques-uns ajoutent un neuvième tempérament, qu'ils appellent égal ou tempéré, où il n'y a point de qualités qui ne se surpassent l'une l'autre ; mais parce que l'on ne le rencontre point dans les hommes, et que les matières et les qualités des élémens ne sont pas mêlées ensemble si justement qu'il n'y en paroisse quelqu'une qui domine, nous ne parlerons pas de celui-ci, qui n'a été inventé dans les écoles que pour servir de règle aux autres.

Pour expliquer mieux les tempéramens des hommes, les médecins ont attribué les matières et les qualités des élémens à chaque humeur du corps : ils ont dit que la bile étoit chaude et sèche comme le feu ; que la mélancolie étoit froide et sèche comme la terre ; que la pituite étoit froide et humide comme l'eau ; et qu'enfin le sang étoit chaud et humide comme l'air.

ARTICLE PREMIER.

Quel tempérament doit avoir un homme pour être fort lascif.

APRÈS avoir expliqué en général les tempéramens des hommes, il faut présentement descendre dans le particulier, et examiner quel tempérament doivent avoir les deux sexes pour être fort lascifs. A voir ce jeune homme de vingt-cinq ans, on le prendroit pour un satyre qui cherche incessamment partout de quoi assouvir sa passion. Toutes les femmes lui sont agréables dans l'obscurité; il n'en refuse aucune, quelque laide qu'elle soit; il est toujours en état de la satisfaire : sa raison n'est pas capable de retenir ses emportemens amoureux, et son tempérament est trop bouillant pour souffrir qu'elle en soit la maîtresse. Jusque-là même qu'il est si amoureux et si lascif, que si le magistrat veut lui accorder la permission d'épouser la statue de la Fortune, qu'il aime avec excès, il le fera publiquement, comme fit un autre impudique, qui caressa la statue de Vénus Gnidienne, faite par Praxitèle.

Il est vrai que tout favorise son tempérament et ses voluptés déréglées. Rien ne lui manque dans la vie ; s'il y a au monde des alimens succulens et des breuvages délicieux, ils sont pour lui : parce qu'il est incessamment dans la bonne chère, son ventre est toujours plein, et ses parties amoureuses, qui n'en sont pas fort éloignées, sont aussi toujours enflées de leur côté, selon la remarque de saint Jérôme ; si bien que les bons alimens et l'excellent vin contribuent beaucoup à la lasciveté. C'est sans doute de-là qu'est venu ce beau proverbe latin, qui n'a point de grâce si on le traduit en notre langue : *Sine Cerere et Baccho friget Venus.* En effet, tout est glacé dans l'amour sans ce qui est marqué par le pepin du raisin, par le grain du froment, qui sont des figures bien faites de parties naturelles de l'homme et de la femme.

L'oisiveté est une des sources de l'amour déshonnête, et la Fable n'a marié Mars avec Vénus, et n'a fait Priape fils de Bacchus et de Vénus, c'est-à dire qu'elle n'a joint l'oisiveté avec Mars et Bacchus, que pour cette raison. Aussi trouve-t-on dans les armées beaucoup plus de désordres amoureux que dans tout un royaume, parce que les soldats ne sont pas toujours occupés à la guerre.

La région et le climat ne contribuent pas peu à la lasciveté des hommes : nous voyons plus de chastes à Stockholm qu'à Sévi ou à Naples, villes où souvent il naît des monstres, qui sont les effets d'un amour abominable. L'histoire que nous fait saint Augustin est une preuve de ce que j'avance. Le gouverneur d'Antioche, dit-il, pressoit un jour un marchand de lui donner une livre d'or; cet homme, au désespoir de ne se pas trouver en état de le satisfaire, le communiqua à sa femme, qui, pour mettre son mari hors de peine, lui demanda la permission de se prostituer à un riche marchand qui la prioit d'amour, il y avoit quelques jours : elle espéroit par ce moyen assouvir l'avidité du gouverneur, et tirer son mari de l'embarras où il se trouvoit, en recevant de cet homme une pareille somme d'or. Le mari y consent, la femme se prostitue, et le marchand, au lieu de lui donner une livre d'or comme ils étoient convenus, lui fit donner une livre de terre. La femme, fort surprise de cette infidélité, porta ses plaintes au gouverneur, qui fit payer au mar-

I.   Q

chaud ce qu'il avoit promis à la femme.

Un homme donc qui sera ému par toutes les causes de la lasciveté dont je viens de parler, et qui d'ailleurs est d'un tempérament chaud et sec, laissera le plus souvent agir sa passion indiscrète, sans vouloir la modérer; car il a le cœur si échauffé, qu'il pousse sans cesse un sang extrêmement chaud, subtil et plein d'esprits dans toutes les parties du corps qu'il enflamme, et son pouls agité en est un signe et un effet tout ensemble. Il paroît plus ferme et plus fréquent quand on le touche; c'est par là qu'un Hippocrate connut l'amour déréglé de Perdicas pour Philé, maîtresse de son père.

Son foie, qui est la partie où l'amour a établi son siége, selon la pensée de Galien, est plein de feu et de soufre, et le corps, à qui il communique incessamment ses humeurs, est tout jaune par la bile qu'il engendre. Cette chaleur excessive épaissit son sang, et le rend épais et mélancolique, si bien que, par cette qualité, il conserve plus long-temps la chaleur qui lui a été communiquée; et comme le lièvre est le plus mélancolique de tous les animaux, il est aussi le plus lascif.

Le cerveau de cet homme n'a pas assez

de froideur pour tempérer l'ardeur de son cœur et de son foie ; il est presque tout desséché par le feu excessif de l'amour, et il n'a pas plus de cerveau que cet impudique triacleur dont on a fait depuis peu la dissection.

Ses reins, où l'Ecriture met le siége de la concupiscence, sont si chauds, qu'ils enflamment les parties voisines ; la chaleur dilate les vaisseaux spermatiques, et y fait aussi couler la semence plus abondamment : si bien qu'un homme amoureux de la sorte n'auroit point de honte de se faire servir à table par des filles nues, ainsi que le faisoit l'empereur Tibère, ni de se faire traîner en public par d'autres filles nues, comme faisoit l'infâme Héliogabale.

Si nous considérons maintenant cet homme par le dehors, on diroit qu'il vole quand il marche ; son embonpoint ne l'embarrasse guère ; il suffit qu'il soit charnu et nerveux pour être agile et lascif tout ensemble. Sa taille est médiocre, sa poitrine large, sa voix forte et grosse ; la couleur de son visage est brune et basanée, mêlée d'un peu de rouge ; si on le découvre, sa peau ne paroîtra pas tout-à-fait blanche ; ses yeux sont brillans et bien ouverts ; son nez est grand et aquilin ; ses bras sont garnis de veines qui renferment un sang subtil et pétillant : si on le touche, on s'imagine mettre la main sur du feu ; sa main est si rude et si sèche, que le poil, qui la couvre presque partout, ne fait que l'adoucir un peu. Ses cheveux sont durs, noirs et frisés : il n'a garde de les faire couper, sur ce qu'il a ouï dire des Auvergnats, que pour avoir plus de bétail ils ne coupoient jamais la laine de leurs brebis ni les crins de leurs chevaux, parce qu'ils ont remarqué, par expérience, qu'il se fait par-là une dissipation d'esprits qui s'oppose à la lasciveté et à la génération. Sa barbe, qui est un signe admirable de la puissance de faire des enfans, marque la force et la vigueur de sa complexion : elle est épaisse, noire et dure. Ses parties naturelles sont comme ensevelies dans le poil ; et si la nature s'est hâtée à y en faire naître dès l'âge de treize ou de quatorze ans, ce n'a été que pour donner des marques d'une lasciveté désordonnée, qui se manifeste dans le temps.

Il est certain, selon que les naturalistes le remarquent, que les oiseaux qui ont le plus de plumes aiment le plus éperduement leurs femelles, parce qu'ils ont beaucoup plus d'excrémens vaporeux. Aussi les hommes qui ont le plus de poils sont les plus amoureux, leur humidité étant vaincue par l'excès d'une chaleur qui n'est pourtant pas capable de les rendre malades.

C'est cette même chaleur qui dessèche le cerveau et le crâne des hommes lascifs, et qui les fait promptement devenir chauves; car, comme il manque à la tête des vapeurs terrestres dont les cheveux sont produits, et que d'ailleurs les cheveux ne peuvent percer une peau dure et sèche, comme l'ont ceux qui sont d'un tempérament chaud et sec, on ne doit pas s'étonner s'ils deviennent chauves, et si cette chauveté s'augmente tous les jours par l'usage des femmes. C'est ce qui attira sur Jules César cette raillerie piquante, que l'on publia à Rome lorsqu'on le menoit en triomphe : *Romani, servate uxores, mœchum calvum adducimus.* Ajoutez à cela que cet empereur fut si amoureux et si lascif, qu'il changea quatre fois de femmes légitimes; qu'il dépucela Cléopâtre, dont il eut Césarion, qu'il aima éperduement; Eunoé, reine de Mauritanie, qu'il caressa; Posthumia, femme de Servius Sulpicius; Lollia, femme de Gabinius; Tertulla, femme de Crassus ; Murcia, femme de Pompée ; et Servilia, sœur de Caton et mère de Marcus Brutus. De plus, si cet homme lascif a perdu une jambe, il s'acquittera beaucoup mieux qu'un autre de son devoir auprès de sa femme, parce que les parties mutilées ne recevant point d'aliment, le sang s'arrête dans les parties de la génération, et les rend plus fortes et plus lascives que dans les autres hommes. Cette passion déréglée, qui lui échauffe incessamment l'imagination, est la cause de tous les désordres de sa vie ; c'est un appétit qui s'arme avec violence contre sa raison, et qui détruit à toute heure ce beau présent que Dieu lui a fait : en un mot, c'est une maladie habituelle, qui ne s'empare ordinairement que des âmes folles qui se laissent éblouir par la beauté de quelques femmes. Les rois et le vin sont bien puissans ; mais, à dire le vrai, la femme est encore plus puissante ; et il faudroit que Dieu fît un miracle, si l'on vouloit que cet homme corrigeât son humeur amoureuse. Quand on s'abandonne trop mollement aux plaisirs du mariage, selon la pensée de saint Augustin dans ses Confessions, ces plaisirs deviennent coutume, et ensuite nécessité.

Mais quand ce feu sera un peu appaisé par la froideur de l'âge, l'amour qui jusque-là aura agité cet homme, lui donnera alors de l'esprit et de l'agrément ; mais il n'étouffera pas entièrement la flamme qu'il a nourrie dans son sein ; au contraire, elle sera plus violente qu'autrefois : ce sera alors un feu allumé dans du fer, qui conservera plus long-temps sa chaleur, et cette bile, qui étoit autrefois la source de ses emportemens amoureux, se changera peu à peu en humeur épaisse et mélancolique, qui seroit encore la cause de ses voluptés déréglées, si ses parties étoient alors en état de lui obéir.

Il est donc véritable, par tous les signes que nous venons de rapporter, que les hommes qui sont d'un tempérament chaud et sec, bilieux ou mélancolique, sont les plus lascifs ; ils ne manquent ni d'appétit, ni de naturel, ni de mouvemens de concupiscence, ils ont en abondance de la matière et des esprits vaporeux, qui les disposent incessamment à chercher à se joindre à une femme : et si ceux qui sont d'un tempérament chaud et humide, que nous appelons sanguins, aiment plus éperduement que les autres, cependant leur semence n'est pas accompagnée d'une qualité si âpre, qui les chatouille à toute heure, et qui les rend ainsi plus amoureux. Périclès étoit du nombre de ces dernières personnes, puisqu'il épousa une courtisane, après s'être enquis de sa vie passée. Il y a des Suisses et des Allemands qui e font de même aujourd'hui, et la plupart s'en trouvent bien.

ARTICLE II.

Quel tempérament doit avoir une femme pour être fort amoureuse.

L'AMOUR embrâse tellement le cœur d'une jeune fille qui aime l'oisiveté, les louanges, les habits somptueux, les festins et les discours d'amourettes, qu'enfin elle succombe à ses appas, et qu'elle ne peut se défendre de ses atteintes : elle y a même d'ailleurs une pente et une inclination naturelles; car si on la considère par le dehors, sa taille est médiocre, son marcher chancelant et badin, et son embonpoint modéré. Elle est brune, et ses yeux étincelans sont des marques d'une flamme cachée; sa bouche est belle et bien faite, mais un peu grande et sèche, son nez un peu camus et retroussé;

sa gorge est grosse et dure, sa voix forte, et ses flancs bien ouverts; ses cheveux sont noirs, longs et un peu rudes: et dès l'âge de onze ou douze ans, elle s'aperçut que le poil sortoit de ses parties naturelles, et qu'il y excitoit déjà des émotions amoureuses: ce fut alors que la chaleur de son tempérament bilieux avança ses règles, et lui fit faire des démarches déshonnêtes pour son sexe; si bien qu'il ne faut pas s'étonner si elle continue encore présentement son commerce indiscret.

Plus le sang et les esprits coulent dans une partie que la douleur ou la volupté irrite, plus il s'y fait de violentes fluxions. D'abord cette jeune fille n'étoit qu'émue dans ses embrassemens amoureux; à cette heure, que les conduits sont fort ouverts, et qu'ils portent abondamment du sang et des esprits à ses parties naturelles, dès la moindre petite émotion amoureuse, sa passion est si violente, qu'elle ne sauroit la modérer. Les avis de ses parens sont vains, les règles de la pudeur et de l'honneur sont inutiles, et les réflexions qu'elle y peut faire ne sont plus de saison. Il n'y a point de lien pour la vertu ni pour la tempérance, quand la passion domine et que notre tempérament nous force à aimer : témoin Bonne de Savoie, femme de Galéas Sforce, que l'on ne put jamais faire revenir de son impudicité.

On épuiseroit plutôt la mer et l'on prendroit plutôt les astres avec les mains, que de rompre les mauvaises inclinations de cette jeune fille. Sa nature, sa beauté, sa santé et sa jeunesse sont de grands obstacles à sa pudicité; et tout cela lui a servi de bon maître pour lui apprendre à aimer tendrement : il lui semble qu'elle a de la confusion et qu'elle fait quelque chose contre la bienséance, quand elle refuse un jeune homme bien fait, qui la prie de bonne grâce ; et si, par hasard elle paroît quelquefois le refuser, par quelque pudeur du sexe qui lui reste encore, c'est alors qu'elle a eu le plus d'envie, et qu'elle s'abandonneroit avec le plus de passion. Elle ressent dans elle-même un appétit secret pour se lier amoureusement à un homme, et il semble que la côte dont la première mère lui a laissé une petite partie veuille incessamment, par un instinct naturel, se joindre à la personne dont elle a été séparée, et qu'elle veuille imiter Eve après sa création, qui ne mangea et qui ne but qu'après avoir été caressée de son mari. Il n'y a point d'excès d'amour où

cette jeune fille ne se porte ; et son imagination est si échauffée par les objets, que
si elle manque quelquefois d'occasion pour
se satisfaire, elle tombe au même instant
dans une fureur d'amour que l'on ne peut
corriger qu'avec peine. C'est alors que ses
discours sont impudiques et ses actions lascives, et qu'elle cherche avec les yeux,
quand la maladie lui en permet l'usage,
quelque personne capable de la guérir.

Cette fureur amoureuse vient souvent à
tel point, qu'elle la force à solliciter un
homme de l'embrasser tendrement, et à se
prostituer même au premier venu. Mais si
par hasard elle devient grosse, tout se calme
chez elle, et ses parties amoureuses sont
alors comme assouvies, ainsi qu'il arriva à
cette femme, quoique vertueuse, dont Ma-
thieu de Gradis nous rapporte l'histoire.

Au reste, toutes les femmes amoureuses
ne sont pas semblables : l'on en voit d'agiles,
d'inconstantes, de babillardes, de hardies,
ou d'inquiètes. D'autres paroissent mornes,
solitaires, timides ou languissantes. Il s'en
est trouvé qui n'ont pas eu de honte de publier ce que les autres cachent avec tant de
soin. Suétone nous apprend que Tibère fit
peindre autour de sa salle toutes les pos-

tures lascives qu'il avoit tirées du livre de la courtisane Eliphaétis. On en a vu d'autres qui, craignant les suites fâcheuses des plaisirs de l'amour, se divertissoient avec des filles, comme si elles eussent été des hommes; c'est ce que le poëte Martial reproche aigrement à Bassa. On sait encore que Mégille méritoit le même reproche, et que Sapho Lesbienne avoit chez elle quantité de servantes pour un pareil divertissement.

Si nous en voulons croire saint Jérôme, et après lui saint Thomas, une fille désire avec plus de passion qu'une femme d'être caressée d'un homme, parce qu'elle n'a jamais, disent-ils, goûté le plaisir que cause une conjonction amoureuse, et qu'elle s'imagine qu'il est tout autre. Mais l'expérience, que ces deux grands hommes n'avoient point, nous fait voir tout le contraire, et nous savons qu'une femme qui sait ce que c'est que l'amour a beaucoup plus de peine à se garantir de ses attraits. J'en appelle à témoin la reine Sémiramis, qui après avoir pleuré la mort de son mari se prostitua à beaucoup de personnes, et qui, pour cacher ses désordres amoureux, fit bâtir quantité de mausolées, pour enterrer tout vivans ceux avec qui elle avoit pris des plaisirs illicites, afin que son impudicité fût cachée aux yeux des hommes.

On dit qu'une femme stérile est plus amoureuse qu'une femme féconde, et l'on ne manque point de raison là-dessus; car si on considère l'envie déréglée qu'a la première de se perpétuer par la génération, et la cause la plus ordinaire de sa stérilité, qui est l'ardeur de ses entrailles, on avouera qu'elle doit être plus lascive que l'autre : témoin les femmes du Malabar, qui ne sont pas les plus fécondes du monde, à cause de la chaleur du pays, et qui, pour cette raison, ont la permission de prendre autant de maris qu'il leur plaît, parce que les enfans, selon leur loi, ne sont pas nobles que de leur côté. C'est assurément une piperie pour le libertinage où les Orientaux sont plongés.

Mais une femme qui devient grosse, et qui devroit avoir assouvi sa passion, ne laisse pas encore d'aimer éperduement. J'en prends à témoin Polia, qui étant un jour interrogée sur la passion déréglée d'une femme grosse, par rapport aux autres animaux, répondit fort spirituellement qu'elle ne s'étonnoit pas de ce que les femmes des

bêtes fuyoient alors la compagnie des mâles,
parce qu'en effet elles étoient des bêtes.

Peut-être ne manquerions-nous pas ici de
raisons pour excuser cette ardeur dans les
femmes grosses ; et si nous avions dessein
de nous servir de la morale, nous pourrions
dire que si Dieu leur a donné ces désirs ar-
dens, ce n'a été que pour conserver la chasteté de leurs maris, et pour mériter la gloire
d'être vertueuses, en résistant fortement à
l'amour.

Cette passion d'amour déréglé, en quelque
état que soient les femmes, cause le plus
souvent de si étranges désordres, quand
elle s'est une fois saisie de leur esprit, qu'il
n'y a point de meurtre, de trahison ni d'em-
poisonnemens qu'elles n'entreprennent pour
venir à bout de leurs desseins impudiques.
Pantia empoisonna ses deux enfans avec de
l'aconit, pour faire un adultère, et Tarpoïa
trahit sa patrie, en donnant des moyens aux
Gaulois pour s'emparer du Capitole, parce
qu'elle aimoit leur roi. Jeanne de Naples,
cette infâme princesse, fit étrangler André,
son premier mari, aux grilles de sa fenêtre,
parce que ce jeune prince infortuné n'as-
souvissoit pas sa passion indiscrète. Mais
quelle apparence qu'un homme seul pût

éteindre la flamme d'une femme lascive,
si cinquante ne le purent faire autrefois à
l'égard de Messaline? La matrice d'une
femme est du nombre des choses insatiables
dont parle l'Ecriture; et je ne sais s'il y a
quelque chose au monde à quoi on puisse
comparer son avidité; car ni l'enfer, ni le
feu, ni la terre, ne sont pas si dévorans que
le sont les parties naturelles d'une femme
lascive.

A-t-on vu plus de passions criminelles,
plus d'effronterie que dans Vestilia, femme
de Titus Laveo, laquelle déclara hautement
devant les édiles de Rome qu'elle protestoit
de vivre désormais en femme publique?

La passion de se joindre étroitement à
un homme est extrême dans l'esprit d'une
femme; c'est un appétit sans jugement et
sans mesure, car il s'en est vu qui sont devenues fort pauvres pour contenter leur lasciveté : Chloé fut la dupe de Lupercus, par
sa prodigalité; et Sempronia, qui étoit si
savante, aima plutôt les hommes qu'elle
n'en fut aimée, et n'épargna non plus sa
bourse que sa renommée pour satisfaire sa
passion.

J'avoue que l'amour fait des indiscrètes;
mais celles qui passent pour les plus chastes

n'ont souvent pas moins de flammes que les
autres, pour être beaucoup plus retenues.
Celle-là est chaste que l'on n'a peut-être
jamais priée d'amour ; et si l'on examinoit
dans le particulier celles qui passent pour
les plus vertueuses, on trouveroit peut-être
qu'elles sont aussi impudiques que les autres, et qu'il y en auroit peu de pudiques
et d'honnêtes. La matrone d'Éphèse, dont
Pétrone fait raconter si agréablement à Sé-
nèque l'histoire, laquelle étoit en chasteté
l'admiration des provinces voisines, se laissa
mollement persuader par un soldat.

Pénélope, qui étoit l'exemple de la vertu
parmi les anciens, fut si adonnée à ses plaisirs illicites pendant l'absence d'Ulysse son
mari, qu'elle fit un enfant qui prit le nom
de tous ceux qui avoient contribué à le faire ;
et Lucrèce, qui passoit parmi les Romains
pour la vertu même, n'est pas exempte de
crime, pour s'être mise le poignard dans le
sein. Si ce n'est pas une impudicité d'être
violée, ce ne doit pas être aussi une justice
de se tuer lorsqu'elle n'est pas coupable, et
si elle s'est punie de la sorte, elle s'est per-
suadée que le crime qu'elle avoit commis
étoit si énorme, qu'il méritoit la mort de
sa propre main.

Il faut donc avouer que les femmes sont naturellement portées à l'amour, et que leur tempérament est l'une des causes de cette passion; mais aussi que l'éducation et la liberté qu'on leur donne aujourd'hui ne contribuent pas peu à leurs désordres; et quoi qu'on en dise, je ne trouve pas injuste ce que l'on ordonnoit et ce que l'on pratiquoit même autrefois à Paris, lorsque l'impudicité d'une femme étoit avérée : on faisoit monter le mari sur un âne, duquel il tenoit la queue à la main; sa femme menoit l'âne, et un héraut crioit par les rues : *On en fera de même à celui qui le fera.* Une presque semblable coutume étoit établie en Catalogne : le mari payoit l'amende quand la femme étoit convaincue d'adultère, comme si par-là on eût dû plutôt imputer la faute au mari qu'à la femme.

ARTICLE III.

Qui est le plus amoureux de l'homme ou de la femme?

On confond ordinairement l'amour avec le plaisir, et la chaleur avec la lasciveté;

I.   *

mais, à dire le vrai, le plaisir n'est qu'un effet de l'amour, et la lasciveté ne se trouve pas toujours avec la plus grande chaleur. . Nous avons dessein d'examiner ici lequel des deux sexes est le plus amoureux et le plus lascif, nous réservant de traiter ailleurs cette question, qui de l'homme ou de la femme prend le plus de plaisir, lorsqu'ils se caressent amoureusement.

Ceux qui veulent que les hommes soient plus lascifs que les femmes, disent que l'homme a plus de chaleur; qu'il a le pouls plus ferme, la respiration plus forte, les entrailles et la peau plus chaudes et plus sèches; qu'il a plus de poil; qu'il vit plus long-temps; qu'il est plus agissant; enfin qu'il attaque les femmes avec plus de vigueur.

Il est vrai que l'homme est beaucoup plus chaud que la femme, et qu'il a les autres qualités qu'on lui attribue; mais pour cela il n'est pas plus lascif. L'amour ne trouble le plus souvent que les foibles esprits; mais l'homme ayant l'esprit plus fort que la femme, il n'est pas sujet à des transports ni à des emportemens si extraordinaires; il semble que sa passion soit en quelque façon réglée par le jugement, au lieu que celle

de la femme est sans ordre et sans mesure;
car il est question de parler de l'amour et
d'en exécuter les ordres; nous ne sommes
que des enfans au prix des femmes, qui en
savent plus que nous, et nous feroient long-
temps la leçon sur ces sortes de matières.

D'ailleurs, les femmes ont l'imagination
plus vive que nous; et parce qu'elles sont
ordinairement dans l'oisiveté, au lieu que
les hommes sont dans l'embarras des affaires, elles ont plus de plaisir à se présenter les
objets qui leur peuvent donner de l'amour.
Le désir qu'elles ont de se remplir et d'empêcher par-là le vide que la nature abhorre
tant, est en vérité insatiable, au lieu que
notre passion est modérée, et qu'elle ne
nous invite que pour nous décharger. Aussi
leur imagination est émue par deux sortes
d'objets, l'un est de s'humecter en se rem-
plissant, et l'autre de se défaire en même
temps de la matière qu'elles engendrent en
plus grande abondance que nous.

Personne n'ignore qu'elles sont plus hu-
mides que nous : leur embonpoint, leur
beauté et leurs règles en sont des marques
évidentes. C'est leur tempérament qui leur
fournit plus de semence qu'à nous, et qui
les expose souvent aux vapeurs et à la fu-

reur : car si leur semence se corrompt, ces maladies en sont cause, ainsi qu'il arriva il y a peu de temps aux vierges de Loudun, selon la pensée de Sennert et de Duncan.

Les hommes ne sont pas sujets aux désordres que causent les vapeurs d'une semence corrompue, quoi qu'en veuillent dire quelques-uns ; ils ont peu de semence en comparaison des femmes, et ils ne sont jamais incommodés de sa rétention ; la nature a trouvé des moyens de les en décharger en dormant, lorsque souvent elle leur fait naître des idées agréables qui la leur font épancher.

Ce n'est pas une preuve de lasciveté que de demeurer fort peu de temps dans des caresses amoureuses ; mais c'est plutôt parce que la matière n'est pas fort éloignée du lieu d'où elle sort. Les femmes y demeureroient un jour entier, comme fit autrefois Messaline, et il ne leur tarderoit pas de s'en éloigner, comme à nous, après y avoir pris les plaisirs que nous en espérions.

Si les animaux qui ont le plus de semence sont les plus lascifs, nous ne pouvons pas douter que la femme ne soit plus amoureuse que nous, puisque l'enfant qu'elle a conçu ne se nourrit d'abord que de cette matière, ainsi que nous le prouverons ailleurs. Nous observerons encore, parmi les animaux, que les plus lascifs sont les plus petits, et ceux qui vivent le moins ; si cela est ainsi, comme personne n'en doute, la femme est plus lascive que l'homme, puisqu'en général elle est plus petite, et vit moins que lui.

La matrice et les testicules sont des parties situées dans le corps des femmes, sans être exposées, comme les nôtres, aux injures d'un air froid qui éteint notre flamme; aussi remarquons-nous que les animaux qui ont leurs parties génitales cachées sont plus lascifs que les autres. C'est pour placer la matrice que la nature a fait les femmes avec des flancs ouverts et les hanches élevées; qu'elle leur a donné de grosses fesses et des cuisses charnues : au lieu que les hommes ont les parties d'en haut plus larges et plus grosses que celles d'en bas, la chaleur ayant dilaté les unes et fortifié les autres.

Après tout, s'il m'étoit permis de joindre l'expérience aux raisons, je dirois que nous n'avons que trop d'exemples dans les écrits des Païens, et même dans l'Ecriture sainte, qu'il n'est pas besoin de rapporter ici. Nectimène et Valéria recherchèrent tontes deux les caresses de leur propre père. Agrippine

se prostitua à son fils ; Junie reçut des plaisirs amoureux de l'empereur Caracalla, son
gendre, qui l'épousa ensuite ; Sémiramis
s'abandonna à une infinité d'hommes ; une
fille de Toscane, du temps du pape Pie V,
se fit couvrir d'un chien ; et la plupart des
filles égyptiennes s'accouplent aujourd'hui
avec des boucs ; et je crois fortement que
le satyre que l'on amena à Sylla, lorsqu'il
passoit par la Macédoine, étoit plutôt une
marque de la lasciveté d'une femme que de
celle d'un homme.

Je ne parle point ici des deux Faustine,
ni des deux Jeanne de Naples : l'on sait
qu'elles ont été impudiques et lascives dès
leur bas âge, et qu'elles n'ont ensuite rien
épargné pour se bien divertir avec les hommes : et jamais les conciles d'Elibéri et de
Néocésarée n'eussent fait des ordonnances
contre les femmes, si elles n'eussent été
lascives. Le premier commande aux gens
d'église mariés de répudier leurs femmes
quand elles sont dans le déréglement ; autrement il les prive de la communion à
l'article de la mort. Le second, de donner
les ordres à celui dont la femme est adultère, à moins qu'il ne la répudie. Toutes les
femmes étoient d'un autre tempérament

que Bérénice, qui, au rapport de Joseph, se sépara de son mari, parce qu'elle en étoit trop caressée. En effet, une personne amoureuse l'est en toute sorte d'état : qu'elle soit fille ou femme, mariée ou veuve, vide ou pleine, stérile ou féconde, tout cela n'empêche pas qu'elle ne soit plus lascive qu'un homme.

Enfin on peut ajouter à tout cela l'autorité des théologiens et des jurisconsultes. Les premiers avouent ingénuement que la passion de l'amour est plus excusable dans les femmes que dans les hommes, parce qu'elles en sont plus susceptibles, ajoutent-ils ; et les seconds, par la même raison, punissent de mort un homme adultère, et ne souffrent pas qu'une femme soit privée de la vie pour être tombée dans un semblable désordre. Ils se contentent seulement de la faire fouetter, de la tondre, et de la jeter dans un couvent.

Il faut donc conclure, après tout cela, que les femmes sont beaucoup plus lascives et plus amoureuses que les hommes ; et si la crainte et l'honneur ne les retenoient bien souvent dans la violence naturelle de leur passion, il y en a très-peu qui n'y succombassent ; ou pour nous arrêter, ou pour nous engager, elles feroient pour nous ce que nous avons accoutumé de faire pour elles. Pour moi, j'admire tous les jours la force de ces filles belles et jeunes, qui résistent courageusement : leurs combats m'étonnent, mais leurs victoires me ravissent ; partout l'amour leur tend des piéges et leur livre des combats ; partout elles se défendent fortement, et sont plus heureuses en amour qu'Alexandre et que César en victoires. Elles font souvent des conquêtes avant d'avoir combattu. Mais enfin il faut un jour se rendre à cette passion naturelle, tant il est vrai de dire, en paraphrasant les deux vers d'Alciat,

> Qu'aisément l'amoureux poison
> S'introduit dans le cœur d'une jeune pucelle ;
> Et qu'une mère, avec raison,
> Fait, pour l'en garantir, une garde fidèle.
> D'un ennemi qui plaît l'abord est dangereux ;
> Un sage surveillant a peu de deux bons yeux
> Pour être toujours en défense :
> Argus en avoit cent, dont il découvroit tout ;
> Cependant, de sa vigilance
> Cupidon sut venir à bout.

FIN DU TOME PREMIER.

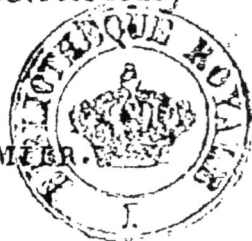

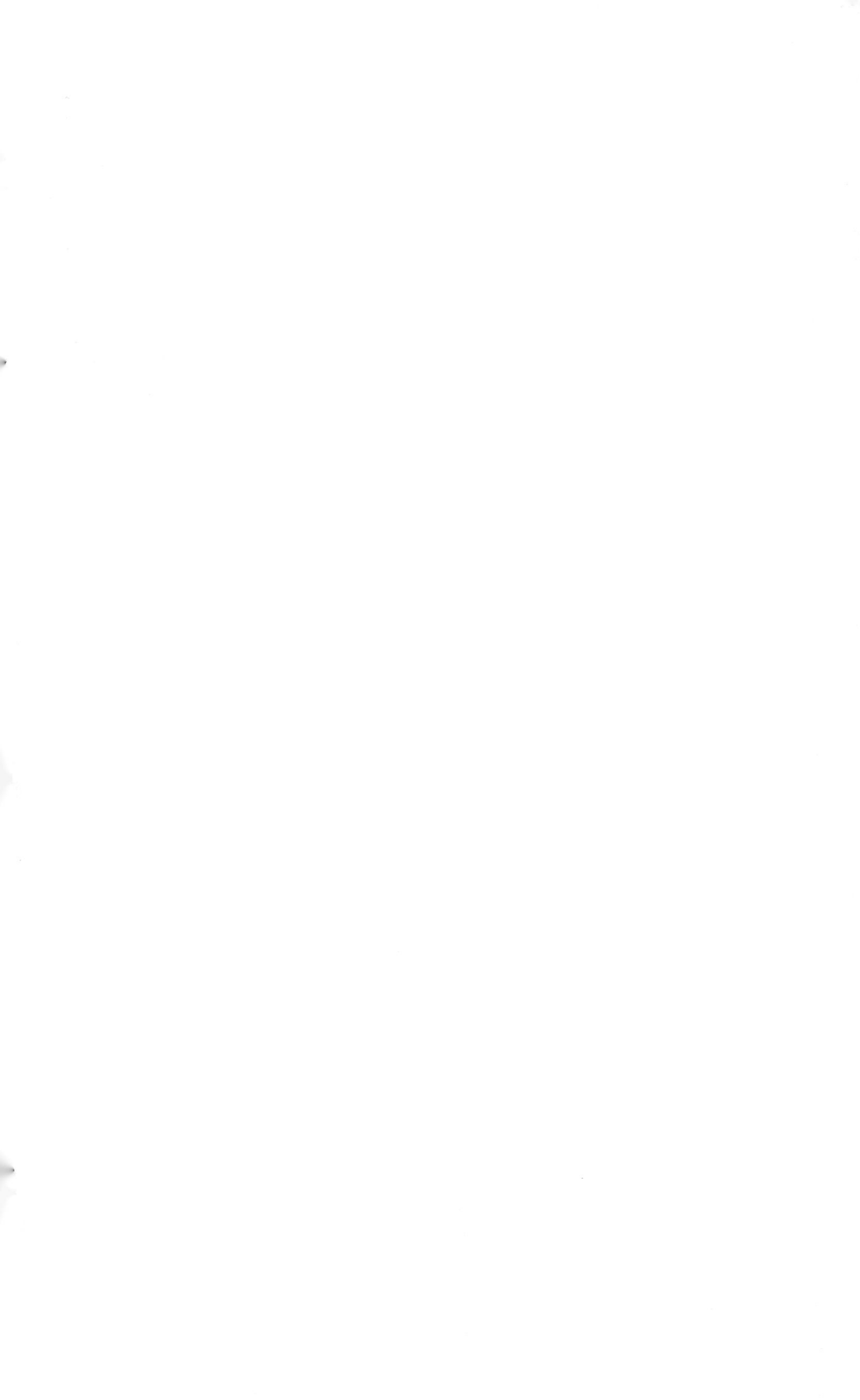